Mens sana in corpore sano!
Beziehungsweise
Ein gesunder Geist in einem gesunden Körper!

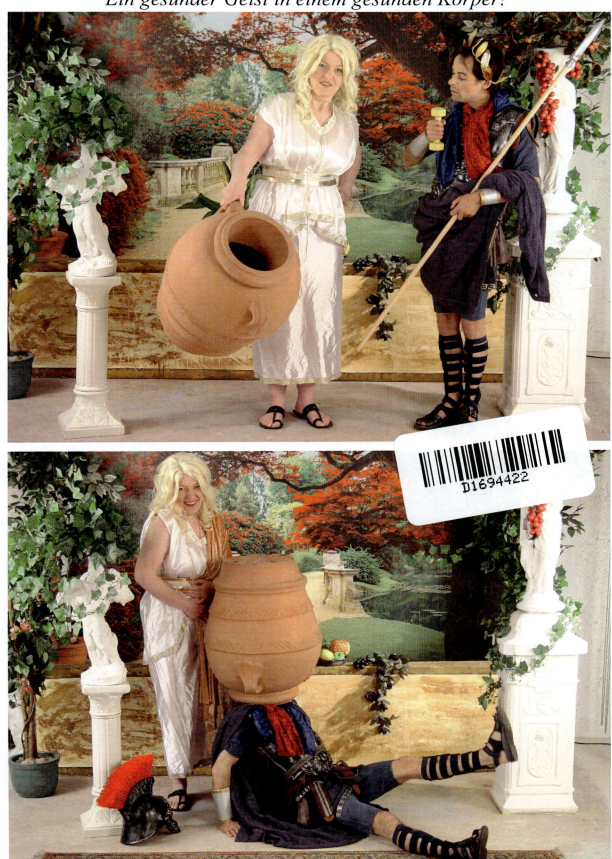

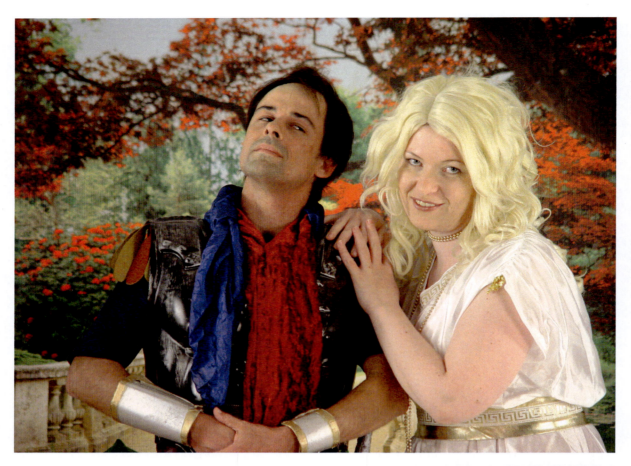

Danksagung

*Vielen Dank an Stuart Manlove, den Fotographen, dessen Schüsse immer wieder voll ins Schwarze trafen.
An Angie Daniels Schauspiel konnte man sich anlehnen, mit diversen Posen oder Krokodilstränen.**
Und schließlich half Herr Langbein mit der EDV, denn die Hard- und Software kennt er ganz genau!

© Alle Rechte liegen bei dem Autor
Herstellung und Verlag:
„Books on Demand, Norderstedt"
ISBN 3-8334-2045-6,
Hamburg, 2004

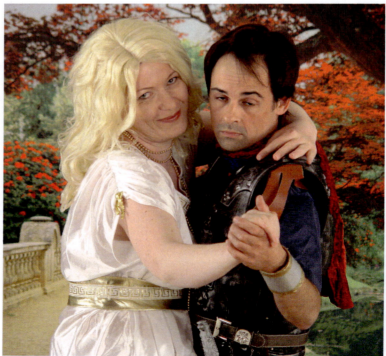

* *Krokodilstränen weinen* meint, geheuchelte Tränen zu weinen, um durch das Traurigsein etwas zu erreichen. Diese Redewendung entstammt einer Fabel, in der das Krokodil ein weinendes Kind nachahmt, um seine Opfer anzulocken. Eine Andere Erklärung beruht auf der Tatsache, dass Krokodile vermeintlich weinen, wenn sie große Brocken Fleisch verschlingen. Das rührt daher, dass sie in ihrer Fressgier oft viel größere Stücke schlucken, als in ihren Rachen passen. Dann schnappen sie hektisch nach Luft, das drückt auf die Tränendrüsen; so scheinen Krokodile zu weinen, wenn sie ihre Opfer fressen.

| Ein Gesunder Geist in einem gesunden Körper! | | Beziehungsweise Mens sana in corpore sano! |

Zum Geleit (Beziehungsweise über Personen, Ort und Zeit)

Redensarten können ja sehr viele menschliche Konflikt- und Lebenslagen beschreiben oder pointieren. Allerdings sollte man damit nicht übermäßig übertreiben beziehungsweise kokettieren, denn dadurch könnte man den Sinn leicht überstrapazieren oder gar alles verkennen. Ein besonderes Beispiel ist in einem oft missverstandenen Ausspruch des römischen Poeten Juvenalis[1] zu nennen: *„Mens sana in corpore sano!"* Athleten sagen es forte und Philosophen meist piano[2]. Die einleitenden lateinischen Worte lauten *„Orandum est ut sit ..."* also *„dass in einem gesunden Körper auch ein gesunder Geist stecken möge, ist die Bitt'."* Übersetzt: *„Du musst um einen gesunden Verstand in einem gesunden Körper beten!"* Diese Prämisse wurde vom Sportwahn heutiger Tage nicht immer richtig vertreten und hat nichts mit militärischem Drill vergangener Tage gemein. Aber auf blinden Ehrgeiz fallen aber immer viele Aspiranten herein. Es sind Verstand und Wahnsinn ja auch nicht immer leicht zu trennen, denn oft trügt besonders gerade der Schein. Und so kommt es, dass sich so manche Geister in Irrtümer verrennen und sehr darunter leiden, wenn ihre Partner sie dann meiden oder gar schneiden. Die Gefahr solcher zwischenmenschlichen Konflikte ist umso latenter, je unterschiedlicher die Persönlichkeiten sind, oder umso potenter. Dann ist es leicht möglich, dass die ausgetauschten Wörter gewissermaßen in das „falsche Ohr" einbrechen, um im Fachjargon Friedemann Schulz von Thun[3] zu sprechen. Und wer im partnerschaftlichen Palaver[4] eine Äußerung falsch interpretiert, der findet seine Flamme schnell makaber, wird dann zum Feind oder ist pikiert.

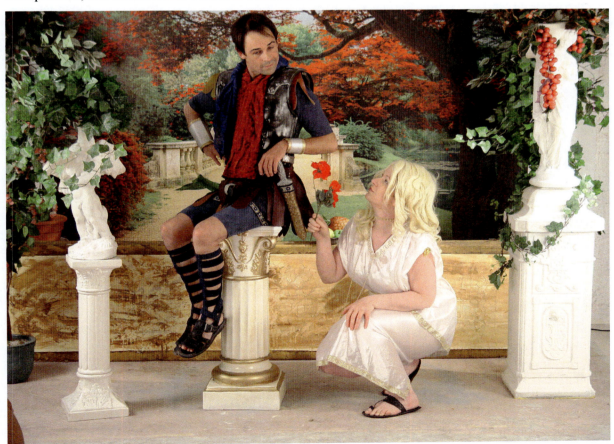

Solche Konfliktsituationen gab es allemal in historischer Zeit. Sie gehören zur menschlichen Natur und machen sich in der sogar in jeder Sprache breit, solange man sich ihrer bedient als Mittel zur Rhetorik, Zweitracht oder Heiterkeit. Denn die Gefühle bestimmen, ob man viel jubelt oder jammert. Schon Augustinus[5] sagte *„Qui non aemulatur, non amat!"* Zu Deutsch:

| *Ein Gesunder Geist in einem gesunden Körper!* | 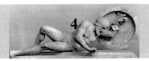 | *Beziehungsweise Mens sana in corpore sano!* |

„*Wer nicht eifersüchtig ist, der liebt auch nicht.*" Diese Worte bringen in jede Beziehungskrise Licht, wenn sich Partner reinen Wein einschenken, oder gar erst vor Gericht einlenken.

Und so ist auch die Beziehung der Persönlichkeiten dieses Lustspiels eine, die ins Auge sticht. Denn *Comandorus*, römischer Konsul[6] und Aspirant auf den ägyptischen Pharaonenthron und seine Gattin *Kunigunda* sind alle mal zu jeder Tat bereit, für ihre Ambitionen, friedlich oder im Streit. Es geht hier um die Macht im alten Rom[7], und in Ägypten lockt nicht nur ein Pharaonenthron.

Ein ungleiches Paar, das bezeugen die Verse und Aktionen, und natürlich haben auch beide eine schwache Achillesferse[8], das sollte man gleich am Anfang der Geschichte sehr betonen.

Und in der Geschichte, im Jahre 31 v. Chr. als Marc Antonius[9] und Kleopatra[10] in der Seeschlacht von Actium[11] Oktavians[12] Flotte unterlagen, ranken sich auch unzählige, geschichtlich mehr oder weniger fundierte Erzählungen um das ausschweifende Leben dieses römischptolemäischen Liebes- und Königpaares. Weniger wird über Antonius´ zweite Frau Fulvia berichtet. Wohl nicht zuletzt, weil sie aus niedriger Herkunft stammte und darüber hinaus eine Person war, der die antike Überlieferung keine der Frauentugenden zuschreibt, die von einer römischen Ehefrau erwartet wurden. Aus Eifersucht und machtpolitischen Ambitionen ließ sie es beispielsweise im Jahre 40 v. Chr. bei Perugia in Italien zu einer Eskalation und quasi zum Krieg der Triumvirn[13] Antonius (ihres Gatten) und Oktavian kommen, indem sie die italienischen Truppen des ersteren gegen die des letzteren auflaufen lies. Der Kriegszustand zwischen Oktavian und Antonius konnte dann im Vertrag von Brindisi 39 v. Chr. zunächst aufgehoben werden. Octavian wurde die Herrschaft über die westlichen und Antonius über die östlichen Provinzen des Imperiums zugesprochen. Nach Fulvias Tod heiratete Antonius zur Besiegelung der Aussöhnung im Jahr 38 v. Chr. Oktavia (*69 - †11 v. Chr.), die Schwester Antonius, ließ sich aber 32 v. Chr. wieder scheiden und heiratete im Jahr 37 oder 36 v. Chr. schließlich seine Geliebte und Verbündete Kleopatra, die ihm drei Kinder gebar.

Der Konflikt um die Vorherrschaft im römischen Imperium schwelte derweil weiter, bis Oktavians römische die ägyptisch-römische Flotte von Antonius und Kleopatra bei Actium besiegen und die Landtruppen des Antonius zum Überlaufen bewegen konnte.

Nachdem Antonius im Machtkampf mit seinem Rivalen Oktavian unterlegen war, eroberte dieser 30 v. Chr. Ägypten, worauf Antonius und Kleopatra in auswegloser Lage den Freitod starben.

Details dieser dramatischen Zeit der untergehenden römischen Republik sollen hier aber nicht weiter interessieren, sondern Spiel- oder Lesespaß Leser oder Publikum amüsieren. Denn was nutzt das ganze Bildungsgut, wenn im Leben alles auf Typus und Persönlichkeit beruht. Und wenn nach Protagoras[14] der Mensch das Maß aller Dinge ist, kommt es nicht an, dass man Geschichts- und Wörterbücher frisst.

Jedwede Affinität mit lebenden Personen oder solchen der Zeitgeschichte wäre rein zufällig und suggestiv, denn die agierenden Persönlichkeiten sind lediglich fiktiv und geschichtlich nicht echt, sonst würde man der Geschichtsforschung nicht ganz gerecht.

Ein kurzes Lustspiel mit dem Ziel in eine sehr alte Zeit mit Allegorien[15] und turbulenter Betriebsamkeit. Und wer eher fürs Fachliche sich interessiert, wird mit Erläuterungen am Ende auch revanchiert. Hier geben wir der Bildung eine Chance! „*Honi soit qui mal y pense*[16]!"

Nach gregorianischen Kalender[17] geschrieben im Jahre zweitausendundvier
nach Christi Geburt, in einem Hamburger Studentenquartier.
Nach unzähligen leidenschaftlichen Stunden,
nach vielen Worten und Begriffen gewunden,
nach der Suche die Geschichte mit Humor abzurunden.

Ein Gesunder Geist in einem gesunden Körper! 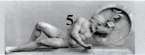 *Beziehungsweise Mens sana in corpore sano!*

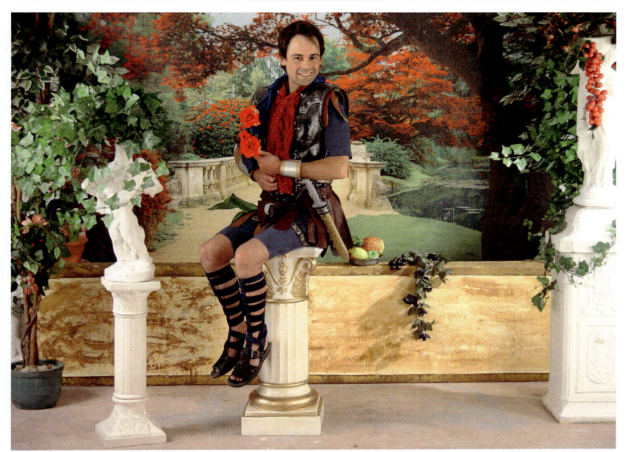

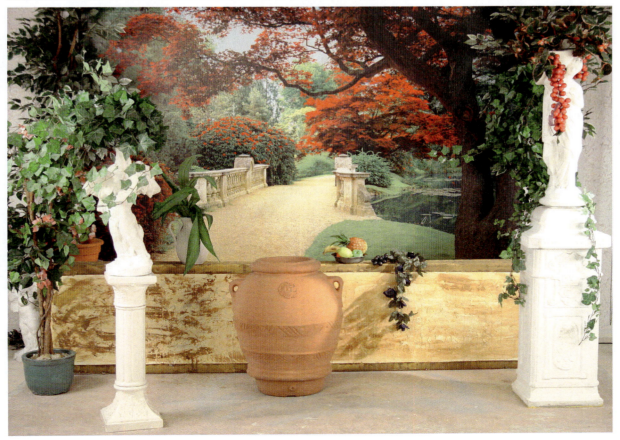

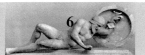

Mens sana in corpore sano!
Beziehungsweise
Ein gesunder Geist in einem gesunden Körper!
Lustspiel in einem Akt
mit Regieanmerkungen

Comandorus	römischer Konsul von Ägypten,
Erscheinung	smarter Typus, 25 bis 45 Jahre alt, in antiker Feldherrentracht[18] mit Helm, Mantel[19] und Schwert[20]
Charakter	ein etwas einfältiger und selbstverliebter Bonvivant[21] mit sanguinischem Temperament[22]
Kunigunda	Gattin des Comandorus
Erscheinung	relativ auffällig, 25 bis 45 Jahre alt, in antiker edler Frauenbekleidung[23]
Charakter	eine egozentrische, ambitionierte, etwas einfältige Hausfrau mit cholerischem Temperament[24]
Ort und Zeit	in einer römischen Villa[25] um Christi Geburt
Situation	Bei seiner Rückkehr aus Ägypten wird Comandorus von Kunigunda überrascht, just als er eine Papyrusrolle[26] von Kleopatra verstecken will.
Requisiten	eine Lanze
	ein Lorbeerkranz[27]
	ein Brief als Papyrusrolle
	ein Bild der Nike von Samuthrake[28]
	ein ägyptisches Nemes-Kopftuch[29]
	eine Vase mit einer Aloe Vera Pflanze
	eine große Amphora[30] mit „weitem Mund"
	ein Bild der Venus von Milo[31]
	ein antiker Säulenstumpf[32] als Ablagefläche
	eine ägyptische Büste der Königin Nofretete[33]
	ein Korb, darin ein germanischer Helm[34], ein Mob und eine Rose
Spieldauer	circa 60 Minuten
Anmerkung	**Betonte** Worte und Satzteile sind **fett** gedruckt

Ein Gesunder Geist in einem gesunden Körper!	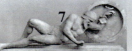	*Beziehungsweise Mens sana in corpore sano!*

Prolog (Auf dem Heimweg von einer Schönheitskur und irgendwie unruhig in einer Tour)

Kunigunda *(tritt nervös vor die Bühne mit einem Korb, indem sich ein Helm, ein Mob und eine Rose befinden)* Wie spät ist es jetzt bloß **nur?!** Ich hab´ endgültig die Nase voll von meiner **Kur** und der Hungerkost und dieser **ganzen Chose!** *(etwas erhellt fortfahrend)* ... Wenigstens hab´ ich endlich meine Lidfalten **entfernt** und einen netten Kurschatten **kennen gelernt:** Hermann aus dem Teutoburger Wald[35] **bei Bielefeld!** Ein toller Typ, der mir super **gefällt!** *(nimmt den Mob heraus, fuchtelt damit herum und fährt bissig fort)* ... Nicht wie mein Mann, so ein **Pantoffelheld**[36]! *(packt den Mob wieder in den Korb, nimmt beglückt die Rose aus dem Korb, riecht freudestrahlend daran und frohlockt)* ... Sei´s drum, nach meiner Schönheitskur fühle ich mich wie in den **Flitterwochen**[37] und werde jetzt immer auf absolute **Treue pochen!** *(streicht sich selbstgefällig mit der Hand durch das Haar, legt die Rose wieder in den Korb und fährt plötzlich düster fort)* ... Aber wehe, wenn er mir wieder Frauengeschichten **erzählt!** *(geht schnurstracks ab)* ... Dann hat er seine Ehetage mit mir **gezählt!!**

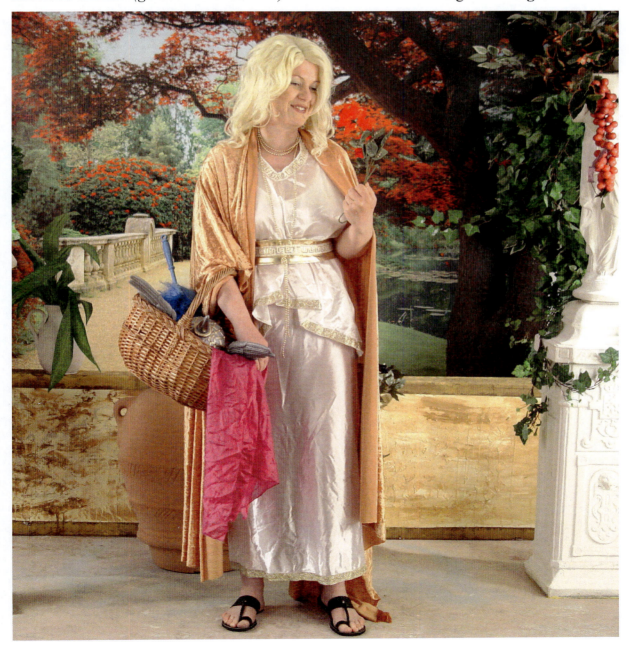

Ein Gesunder Geist in einem gesunden Körper! 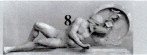 *Beziehungsweise Mens sana in corpore sano!*

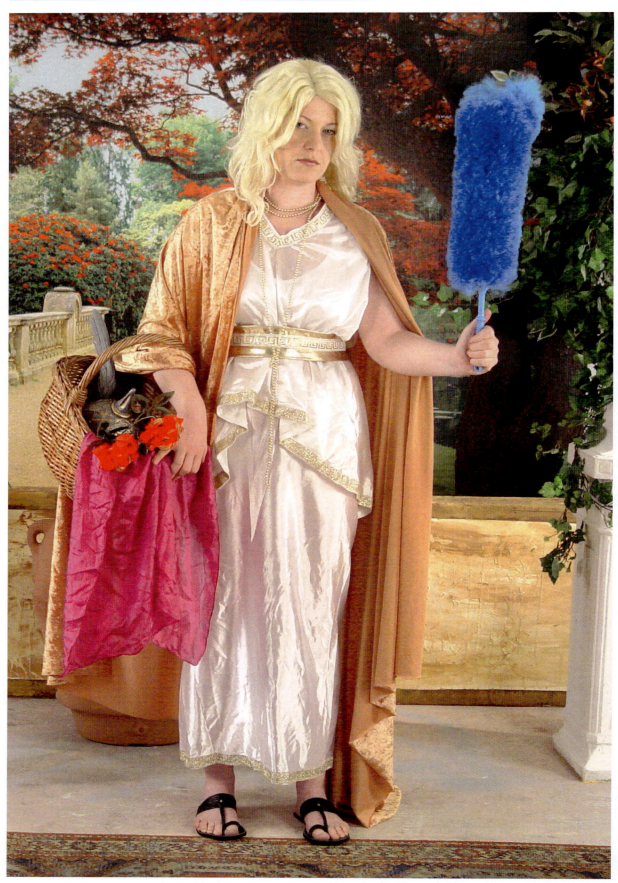

Ein Gesunder Geist in einem gesunden Körper! 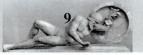 *Beziehungsweise Mens sana in corpore sano!*

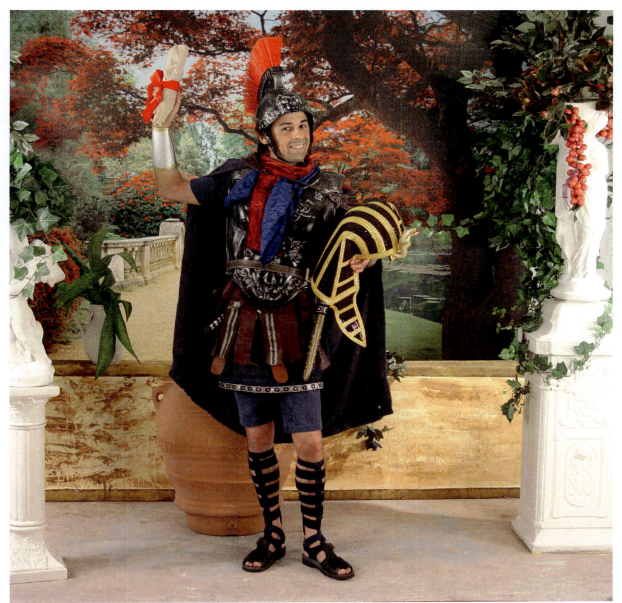

Comandorus *(betritt beschwingt seine Villa. An einer Seitenwand steht eine Amphora und an der gegenüberliegenden eine ägyptische Büste. In der Mitte befindet sich ein Säulenstumpf, auf dem ein Lorbeerkranz liegt und eine Vase mit einer Grünpflanze steht. An der Rückwand angelehnt stehen Bilder der Venus von Milo und der Nike von Samuthrake sowie eine Lanze. In seinen Händen hält er einen ägyptischen Kopfschmuck (Nemes-Kopftuch) und eine Papyrusrolle. Er setzt sich feierlich den Kopfschmuck auf und schwärmt mit ausschweifender Gestik)* Oh, Dank sei dir, liebe holde **Venus**[38], dass sie ich ständig an sie denken **muss**! An ihre **liebreizende Natur** und ihren **letzten Kuss**! Hat sie doch so eine **traumhafte Figur**! Mit ihr war ich wie ein **Pharao**[39]; habe mich göttlich **arrangiert** und spielte manchmal auch **Taro**! *(sehr spitzbübisch fortfahrend)* ... – Nur Kunigunda hätte das wohl sehr **frappiert**. Gut, dass sie zur Kur ist, im Norden **irgendwo**. *(nimmt den Kopfschmuck ab und legt ihn hinter die Amphora)* ... – Von Kleopatra sollte sie besser gar nichts **wissen**, sie reagiert ja immer schnell **verbissen** und der Haussegen hängt dann **schief**. *(steckt die Papyrusrolle in die Amphora, wobei er sich nach unten in die Amphora beugt)* ... – Ich verstecke Kleopatras **Brief** hier unten **schön tief** und lese ihn **später**, sonst habe ich wieder nur den **schwarzen Peter**!

Ein Gesunder Geist in einem gesunden Körper! 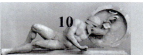 *Beziehungsweise Mens sana in corpore sano!*

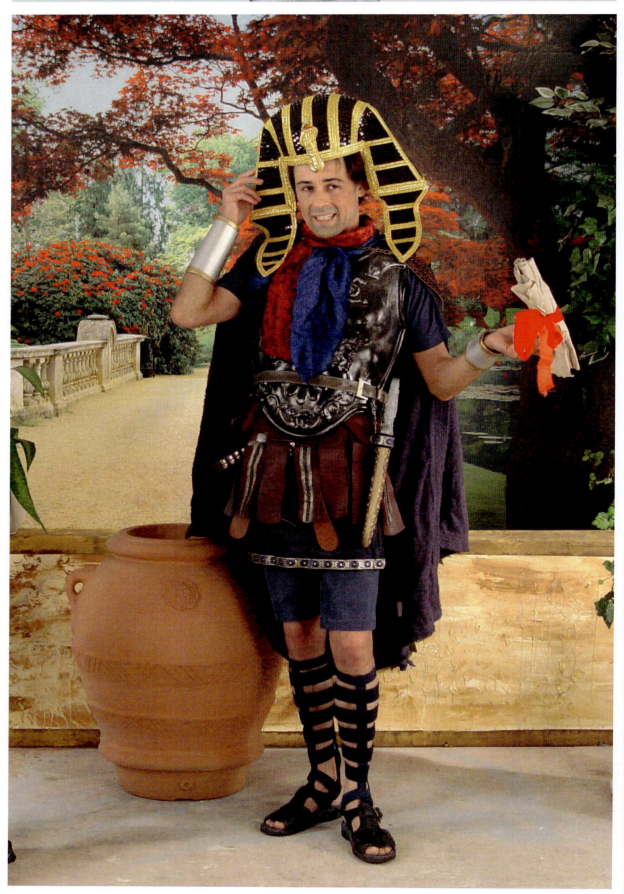

Ein Gesunder Geist in einem gesunden Körper! 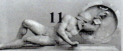 *Beziehungsweise Mens sana in corpore sano!*

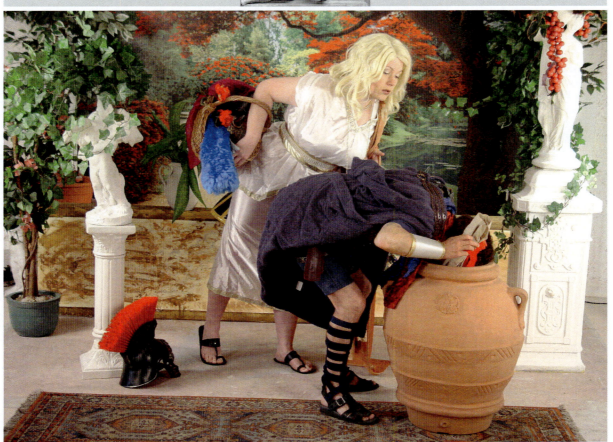

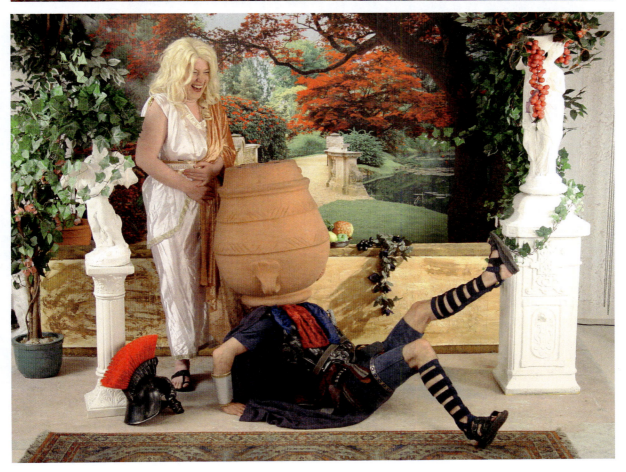

| *Ein Gesunder Geist in einem gesunden Körper!* | 12 | *Beziehungsweise Mens sana in corpore sano!* |

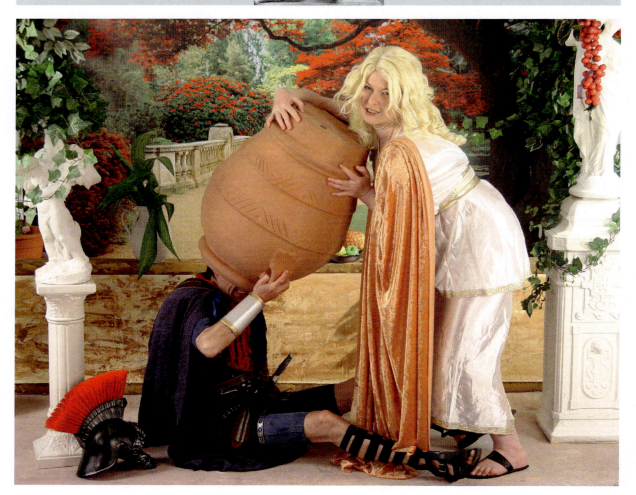

Kunigunda *(während er noch übergebeugt in die Amphora blickt, platzt sie euphorisch mit dem Korb in der einen und der Rose in der anderen Hand herein, wirft Korb und Rose beiseite und umarmt ihn von hinten so stürmisch, dass sie ihn nach unten drückt und er mit seinem Kopf in der Amphora stecken bleibt. Ohne davon Notiz zu nehmen, ruft sie jauchzend aus)* Servus[40], da bin ich, dein **Engel lacht!** ... Hab´ richtig Partylaune und Liebeshunger **mitgebracht!** *(löst sich wieder von ihm, da sie bemerkt, dass er mit dem Kopf in der Amphora stecken geblieben ist und schlägt sich vor Lachen auf die Schenkel)* ... Ha! Ha! Hast du von der Hausarbeit wieder einen **Hexenschuss**[41] *(nun verwundert)* oder was soll dieser ganze **Stuss?!**

Comandorus *(versucht vergeblich seinen Kopf aus der Amphora zu ziehen. Sie begreift jetzt das Malheur, ergreift sofort die Amphora und zieht jedoch derart heftig daran, dass sie sich zwar von seinem Kopf löst, er aber durch den Rückstoß nach hinten auf den Hintern fällt. Er ordnet penibel noch am Boden seine Kleidung und bemerkt wehleidig)* **Aua!** ... Um ein Haar wäre ich nicht mehr raus **gekommen.** Und bestimmt habe ich dazu noch einen blauen Fleck **bekommen!** *(klopft sich penibel den Staub von der Hose und ergänzt dramatisierend)* ... Wie im **Bello Gallico**[42] bei den **Barbaren**[43]! ... – So ein Jammer, meine schöne neue **Hose**[44]!

Kunigunda *(stellt die Amphora beiseite, tritt an ihn heran, ergreift seine Arme und zieht ihn energisch hoch)* **Hallooo!** Muss du mich wieder so **anfahren?!** ... Ist doch **Jacke wie Hose**[45]! *(nimmt den Mob aus dem Korb, wischt damit an ihm herum und bemerkt harsch)* ... Spiel´ doch nicht wieder die **Mimose**[46]! *(wirft den Mob beiseite und fängt wieder beglückt mit ihm zu tanzen an, worauf er sich genervt einlässt)* ... – Lass uns jetzt lieber tanzen und **singen!**

Ein Gesunder Geist in einem gesunden Körper! 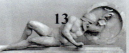 13 *Beziehungsweise Mens sana in corpore sano!*

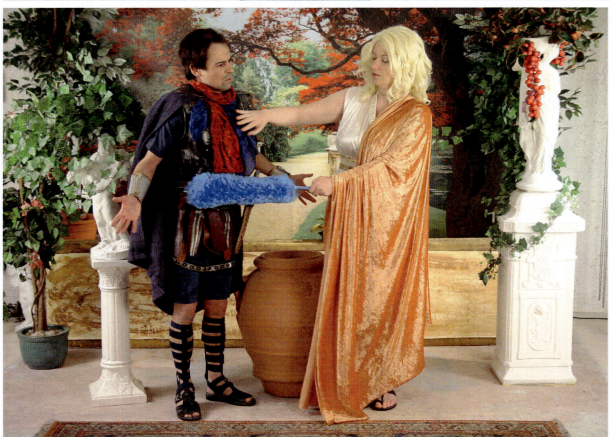

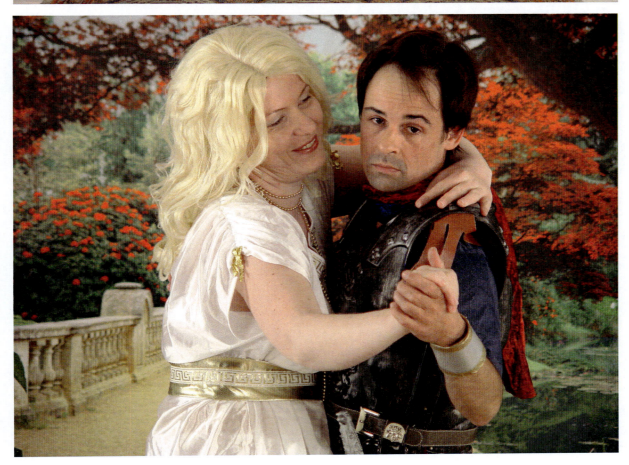

| *Ein Gesunder Geist in einem gesunden Körper!* | 14 | *Beziehungsweise Mens sana in corpore sano!* |

Comandorus *(erkennt einen Vorwand um zu entschwinden, bleibt stehen, schaut sie mit einem aufgesetztem Lächeln an, drückt ihr seinen Mantel in die Hand und geht schnellen Schrittes in Richtung Ausgang)* Du kannst gerne schon damit **beginnen.** Ich mache mich jetzt besser **fein,** in meinem stillen **Kämmerlein**[47] und ziehe dort Mantel und **Sandalen**[48] aus.

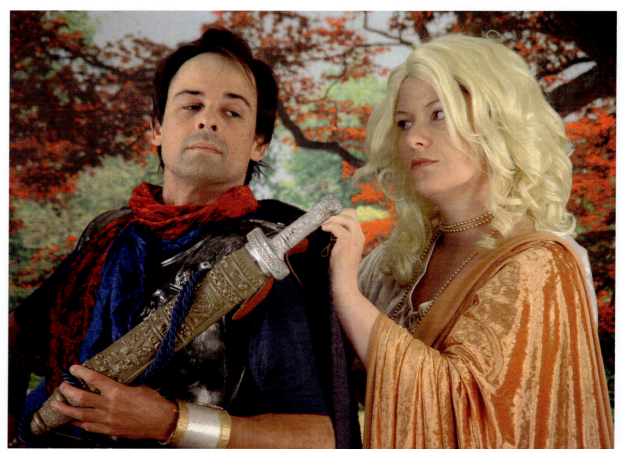

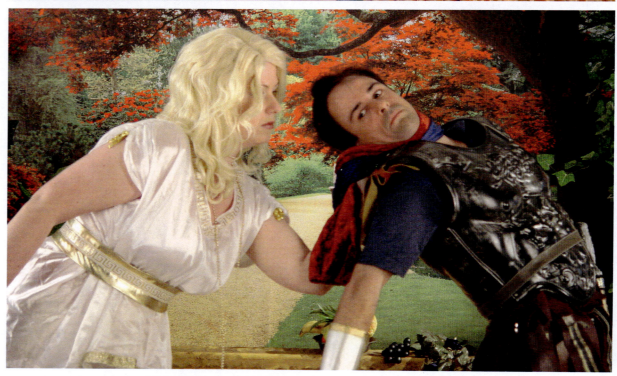

| *Ein Gesunder Geist in einem gesunden Körper!* | 15 | *Beziehungsweise Mens sana in corpore sano!* |

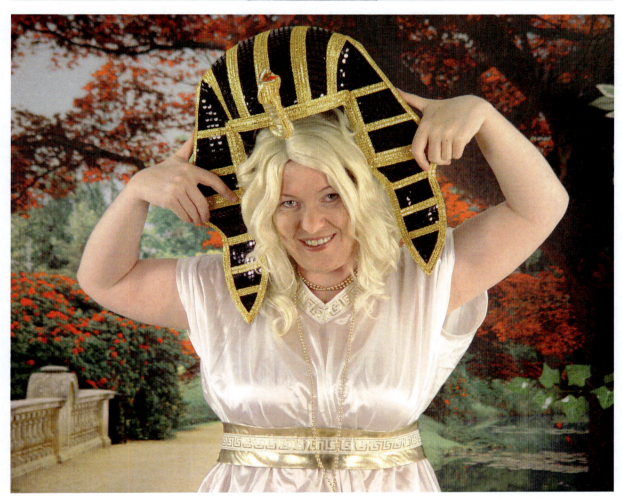

Kunigunda *(wirft sofort den Mantel beiseite, ergreift ihn resolut von hinten an der Schulter, zieht ihn impulsiv zurück und schaut sich dann kritisch um)* ... **Halt!** Hier sieht´s ja schlimmer als bei den **Wandalen**[49] **aus!** *(nimmt jetzt das Nemes-Kopftuch wahr, ergreift es und betrachtet es interessiert)* ... Sag mal, diese komische **Kopfgarnitur**, die hast du für mich **mitgebracht?!** *(findet auf einmal Gefallen daran und setzt es sich strahlend auf)* ... Da mach´ ich bestimmt ´ne **super Figur** mit meiner feschen **Modetracht!** ... – Ist ja super lieb von **dir!**

Comandorus *(steht völlig neben sich)*
Wieso von **mir?** Die ist doch von **Kleopatra**, *(ergänzt stockend wie er wahrnimmt, dass sich ihre Mine verfinstert)* ... ich meine äh, ... sie ist **wunderbar** und besonders **rar**.

Kunigunda *(wähnt sich hintergangen, reißt sich gereizt den Kopfschmuck vom Kopf und fällt ihm bissig ins Wort)* ... **Kleopatra?!** ... Das war ja mal wieder **klar**, dass dieser Krempel irgend so einem Frauenzimmer **gehört**. Ich finde das wirklich **unerhört!** *(fängt laut an zu schimpfen)* ... Die wird mit mir noch was **erleben!** ... Die **spinnt ja wohl!**

Comandorus *(setzt sich etwas verlegen den Lorbeerkranz auf und versucht, vom Thema abzulenken)* Du kannst mit mir auch noch was **erleben** bei meinen Triumphzug[50] **am Kapitol**[51]. *(beginnt mit ausschweifender Gestik pathetisch zu schwärmen)* ... Heute werde ich auf meine Quadriga[52] **steigen** und mich als Feldherr in der Menge **zeigen**. *(geht begeistert in Richtung Ausgang um unauffällig zu gehen)* Und wenn die Pferde mit **den Hufen scharren,** dann komme ich mit den Legionären[53] ganz **groß raus,** und du wärst glücklich wie **ein Lamm!**

Ein Gesunder Geist in einem gesunden Körper!   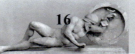   *Beziehungsweise Mens sana in corpore sano!*

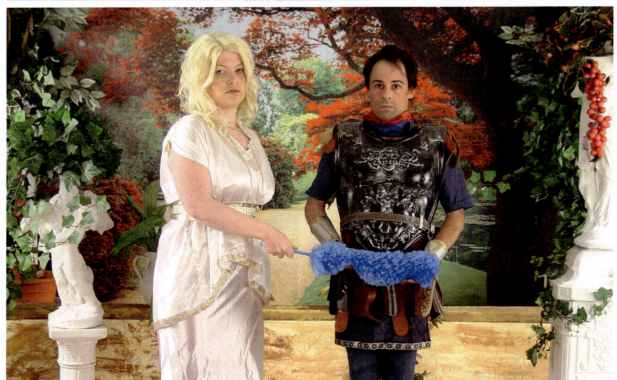

Kunigunda *(stellt sich ihm geistesgegenwärtig in den Weg und kontert gereizt)*
Hängen mir zum **Hals heraus**[54], diese **Narren** und das **Militär-Tamtam**[55]! Alle diese **blöden Bauern** wollen doch nur auf unsere Kosten feiern und **nassauern**[56]! *(ergreift den Mob und kommandiert entschlossen)* ... – Und jetzt wird in die Hände **gespuckt,** nicht palavert und in die Luft **geguckt!** *(drückt ihm den Mob in die Hand und wendet sich ab)* ... Hier, damit kannst du an der Tür **loslegen** und gleich den **Mob** durch alle Ecken **zwirbeln!**

Comandorus *(bleibt wie weggetreten mit dem Mob stehen und beginnt zu philosophieren)*
Wer will mit dem Mob im Staat etwas **bewegen?** Der wird auf der Straße viel Staub **aufwirbeln.** *(wendet sich ihr plötzlich zu und hält ihr die Mobspitze an die Brust, wobei er dramatisch hinzufügt)* ... Im **Senat**[57] gab es sogar schon einen **Mord,** ... und ...

Kunigunda *(tritt unbeeindruckt zur Seite und fällt entgegnet spöttisch)*
... Ha! Ist doch sowieso der reinste **Kinderhort.** ... – Wann bekommst du den mal endlich unter **Kontrolle?!** *(ergreift kurzerhand die Amphora und stemmt sie mehrmals hoch, was er verwundert registriert)* ... – Ich hab´ meine **Figur** jedenfalls **voll unter Kontrolle!** ... Mach´ heute **Breitensport** und morgen **Leistungssport** mit Hanteln, **Gewichten** und allem **Pi-Pa-Po**[58]! *(beginnt jetzt engagiert Liegestützen zu machen)* ... Für **Bauch, Beine und Popo!**

Comandorus *(legt den Mob beiseite, ergreift das Bild der Venus, setzt sich majestätisch mit dem Bild auf ihren Po und bemerkt altklug)* **Apropos Po,** das **Idealgewicht**[59] ist **mitnichten** nur **das A und O**[60]. Nur ein Model, das ins **Auge sticht,** achtet auf jedes Pfund und **Kilo**[61]. ... – Und beim **Sport** sollte dein Hüfttuch nicht **runter fallen** wie bei der **Venus von Milo.** *(betrachtet innig das Bild)* An jedem **Ort** würde mir ihre jugendliche Schönheit sehr **gefallen.**

Kunigunda *(springt unvermittelt auf, so dass er mitsamt Bild auf den Boden purzelt)*
Sag bloß, die hat dich da noch **angelacht?!** ... – Ist das wieder so eine junge Adelige **ohne Geld,** die mit dir in Promi-Szene abfeiert, **dass es kracht?!**

Ein Gesunder Geist in einem gesunden Körper! 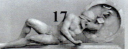 *Beziehungsweise Mens sana in corpore sano!*

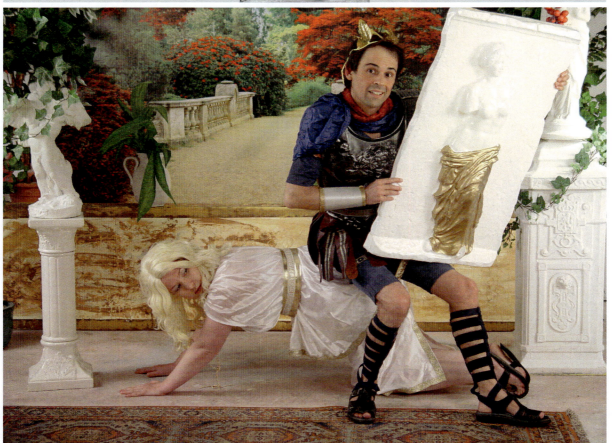

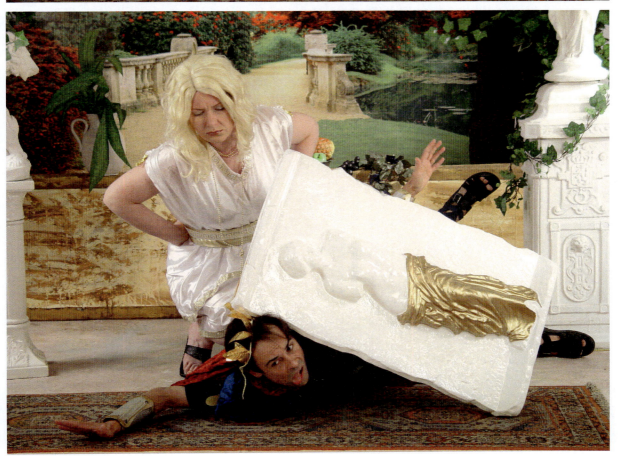

| *Ein Gesunder Geist in einem gesunden Körper!* | 18 | *Beziehungsweise Mens sana in corpore sano!* |

Comandorus *(steht unbeholfen auf, setzt sich den Lorbeerkranz auf, ordnet verlegen seine Kleidung und sucht sich zu erklären)* Ihr Alter kenne ich nicht so **exakt**; eigentlich nur ihre **Pose**. ... Dabei hängt ihr Tuch an der Hüfte **lose**. ... Sie ist darum auch äh, ... fast quasi **nackt**.

Kunigunda *(sucht wie vor dem Kopf gestoßen entsetzt nach Worten)*
Was?! ... Die spielt so einen **Schabernack**[62]?! ... Und das dazu ganz **splitternackt**[63]?!

Comodorus *(stellt die Abbildung an den Säulenstumpf, betrachtet diese innig und antwortet fachmännisch)* Sie ist einfach eine Art stehender **Akt** und ständig im **Museum zu sehen,** das wäre eigentlich der **Fakt**, und sie trägt ...

Kunigunda *(wendet sich empört ab)*
... In diesem Aufzug wagt die es, ins **Mausoleum**[64] **zu gehen**?! ... Dann ist das keine echte ... von Adel! ... Ist doch **unmöglich, diese Frau**!

Comandorus *(fachsimpelt etwas verwirrt)*
Sie hat halt einen **idealen Körperbau**. *(beginnt zu fachsimpeln)* ... Sie wurde übrigens im Meer **geboren**. Als man sie auf der Melos-Insel[65] ausgrub, hatte sie aber beide Arme **verloren**. Die hat wohl irgendjemand **weggeklaut** oder sie liegen unter Wasser im **Meeresgrund**.

Kunigunda *(winkt ab und ruft schadenfroh aus)*
Na und?! Wenn die überall baggert und Unfälle **baut**, hat die es **dicke hinter den Ohren**[66]! Und auf **Baustellen** gehören solche **Backfische**[67] sowieso **nicht hin**! *(tritt unachtsam zur Seite, stolpert über die Amphora und fällt zu Boden, richtet sich geschockt wieder auf, zupft ihre Kleidung zurecht und bemerkt des Themas überdrüssig)* ... Da lacht doch **die Koralle**[68]!

Comandorus *(versucht vergeblich, die Amphora aufzustellen und kommentiert dabei altklug)*
Und bei den Senatoren[69] bestimmt so manches **Doppelkinn**. Die halten jede Frau politisch für **eine Falle**. *(tritt an sie heran und polemisiert)* ... Und ich finde, das macht auch etwas **Sinn**!

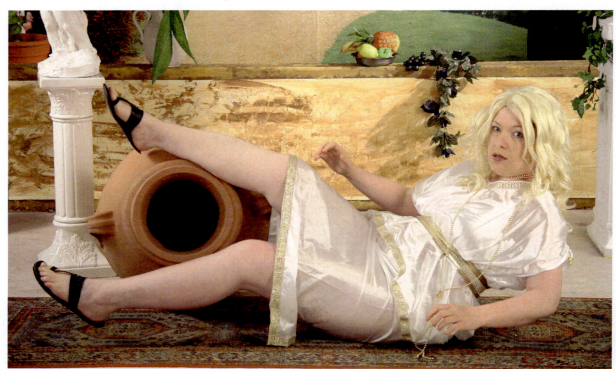

Ein Gesunder Geist in einem gesunden Körper! 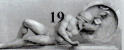 **Beziehungsweise Mens sana in corpore sano!**

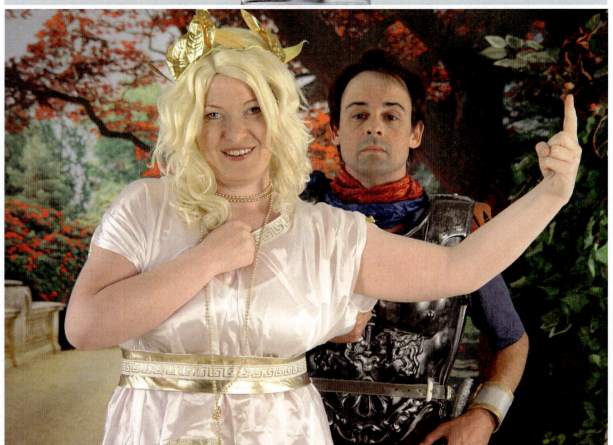

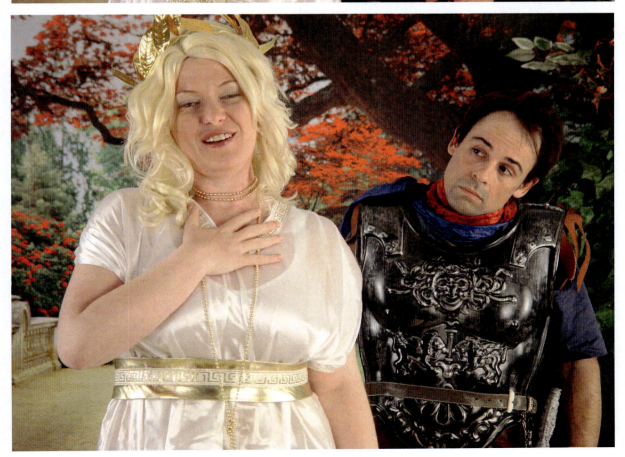

| *Ein Gesunder Geist in einem gesunden Körper!* | 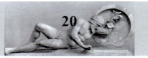 | *Beziehungsweise Mens sana in corpore sano!* |

Kunigunda *(reißt ihm kurzerhand den Lorbeerkranz vom Kopf, setzt ihn sich selbstherrlich auf, tritt vor und erwidert patzig)* **Papalapapp!** Ich lach´ mich **schlapp!** *(fährt entschlossen fort)* ... Ich will Roms **Primadonna**[70] **sein!** Sonst hau´ ich alles **kurz und klein** und lass´ die **Katze aus dem Sack**[71]**,** bei dem alten **Senatorenpack!** *(ballt verbissen die Fäuste)* ... Und dann gibt es richtig **Kakophonie**[72]**!** Von mir aus von Rom bis **Rimini**[73]**!**

Comandorus *(versucht wieder, schleichenden Schrittes abzugehen und palavert dabei fahrig)* **Kakophonie?!** ... Ach ja, meine **Laudatio**[74]**;** ich vergesse **sie nie: Veni, vedi, vici**[75]**?** ... Ich kam, ich ging, und ich, ... **liebte litschi**[76]**?!** Ein frisches Früchtchen ist oft die **ultima Ratio**[77].

Kunigunda *(springt ihm nach, zieht in aggressiv zurück und belehrt ihn herrisch)*
Ich kam, ich sah, **ich siegte,** heißt das! *(drückt ihm wieder den Lorbeerkranz in die Hand, holt den germanischen Helm aus dem Korb und bemerkt herablassend)* ... Aber bist ja eh kein Siegertyp, ... wie ich, ... oder *(fährt schwelgend fort)* ... mein Freund Hermann aus dem **Teutoburger Wald!** *(setzt sich beglückt den Helm auf)* ... – Hier, diesen coolen Helm hab ich von ihm **bekommen!** Der ist modern und macht nicht **alt!** *(tänzelt umher und mustert sich dabei selbstverliebt)* ... – Und ich habe auch gar nicht so viel **zugenommen!**

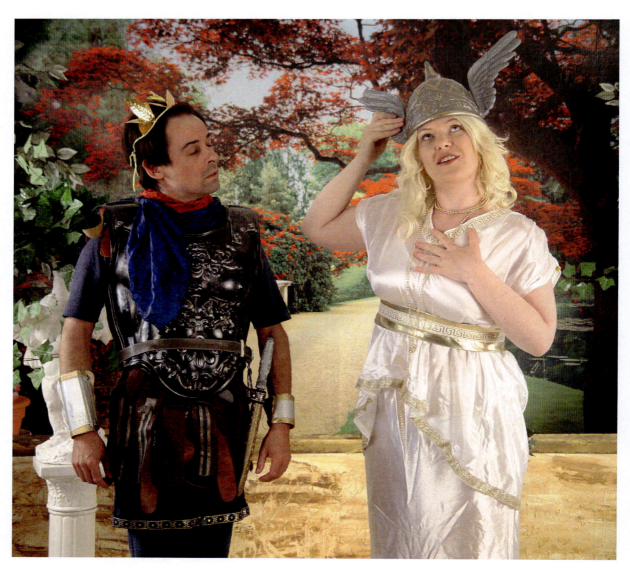

| *Ein Gesunder Geist in einem gesunden Körper!* | 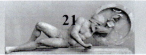 | *Beziehungsweise Mens sana in corpore sano!* |

Comandorus *(setzt sich den Lorbeerkranz auf und bemerkt fahrig)*
Und ich habe mit einer Hepatitis[78] im Lager ziemlich **abgenommen.** *(ergänzt fachmännisch)*
… Es war wohl die Form A, der ich erlag, denn die war wirklich **nicht ohne.**

Kunigunda *(bleibt wie vom Blitz getroffen stehen, starrt ihn verwirrt an und wettert los)*
Interessiert mich **die Bohne**, ihre Körbchengröße mit oder **oben ohne!** *(reißt sich den Helm vom Kopf und geht geladen auf ihn zu)* … – Hat sie mit dir etwa eine heiße Nacht **entfesselt?!**

Comandurus *(tritt linkisch zurück und entgegnet verwirrt)*
Erst habe ich mir nichts dabei **gedacht.** Aber dann hat mich die Hepatitis ans Lager **gefesselt** und gelb und mager **gemacht,** … wie ein **Klappergestell** und nachts war ich nicht selten **nass.**

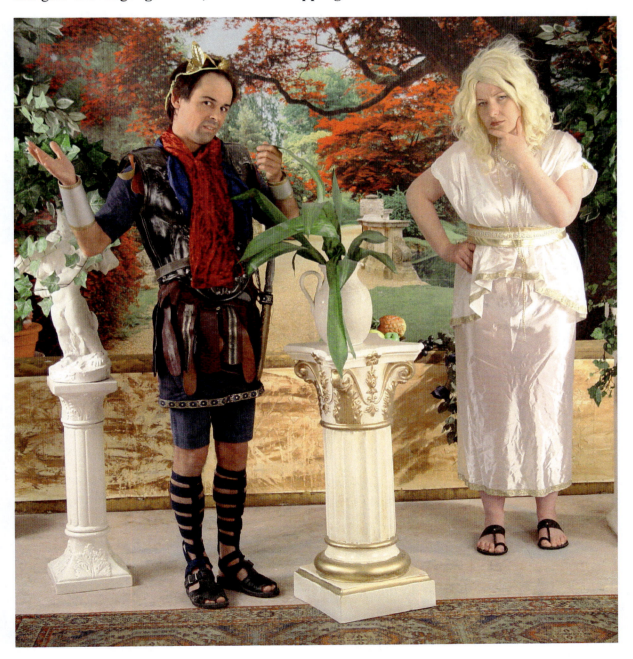

| *Ein Gesunder Geist in einem gesunden Körper!* | 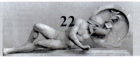 | *Beziehungsweise Mens sana in corpore sano!* |

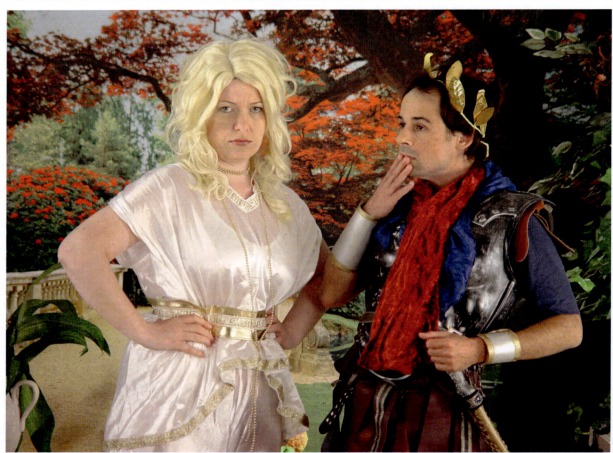

Kunigunda *(bleibt verdutzt stehen, stützt geladen die Arme auf und kontert angewidert)* Was?! ... – Das ist ja völig **krass,** dass dich so eine Schnepfe gleich in **Fesseln setzt** in deinem **Klapperbettgestell!**

Comandorus *(geht unbekümmert zur Pflanze am Säulenstumpf, betrachtet diese hingebungsvoll, beginnt an ihren Blättern zu zupfen und faselt)* Ich bin ja keiner, der sich in die **Nesseln setzt**[79], wenn ich mich irgendwo dazu **gesell´**. Zum Glück konnte ich aber in der warmen **Wüstensonne** die wundersame Aloe Vera[80] **auftreiben**. Das war wie die reine **Wonne,** sie intensiv an meine **Haut reiben**. Und durch ihre erquickenden **Säfte,** kam ich wieder schnell zu **mir,** hatte ungeahnte **Kräfte,** fühlte mich stärker als ein **Stier** und hatte **geschmeidige Hände**. ... Und dabei war **mir** als **Kavalier** das Hemd natürlich nicht näher als der **Rock**[81].

Kunigunda *(tritt aufgewühlt zu ihm, reißt die Pflanze aus der Vase, wirft sie zu Boden und hadert verzweifelt)* Ich bin mit **meinem Latein am Ende**[82]! Warum **schießt** du im Ausland immer wieder **einen Bock**[83]?! *(baut sich drohend auf)* Dir sollte man echt einen **Denkzettel verpassen**[85]! ... – Furchtbar, sich von so einer Wunder Vera das Hemd ausziehen zu **lassen**[84]!

Comandorus *(weicht nach hinten aus und versucht sich zu erklären)* Du weißt, dass ich bei der Hitze **immer leide** und außerdem stehe ich doch noch bei dir in der **Kreide**[86]. Darum habe ich auch keine Eulen nach Athen **getragen**[87], nur eine hübsche Amphora[88]. Die lag herrenlos, horizontal im **Matsch**. *(stolpert über die hinter ihm liegende Amphora, fällt zu Boden, verliert wieder seinen Lorbeerkranz und fährt kleinlaut fort)* ... Und ganz ohne **nachzufragen** habe ich ihren griechischen **Touch,** ... irgendwie gleich **registriert.**

Ein Gesunder Geist in einem gesunden Körper! 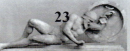 *Beziehungsweise Mens sana in corpore sano!*

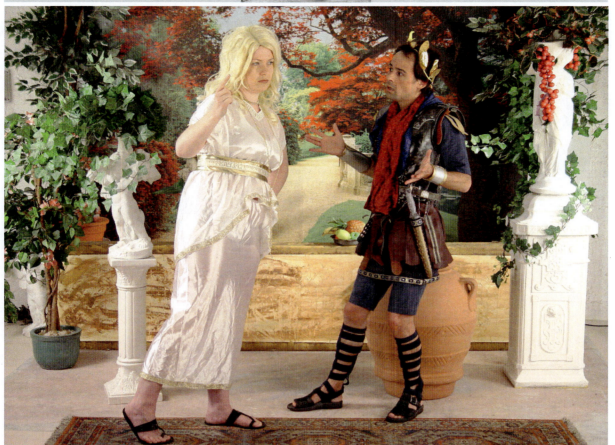

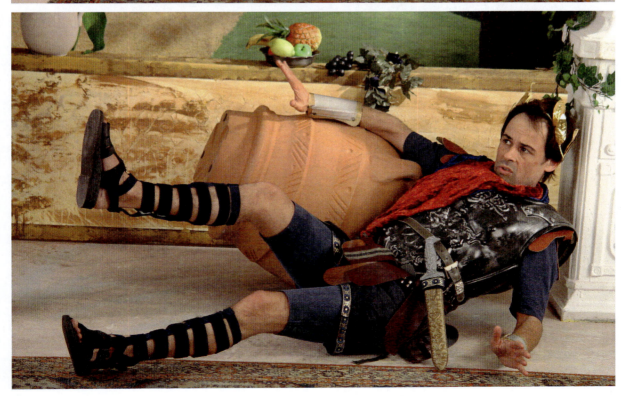

Kunigunda *(stellt kurzerhand die Amphora wieder auf, was er wieder verwundert registriert)* Was machst du bloß für einen **Quatsch!** Hast diese **Anaphora** etwa noch dreisterweise **angestiert?!** *(reißt ihn geladen hoch und starrt ihn an)* ... Du hast die doch nicht **abgeschleppt?!**

Ein Gesunder Geist in einem gesunden Körper! 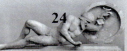 *Beziehungsweise Mens sana in corpore sano!*

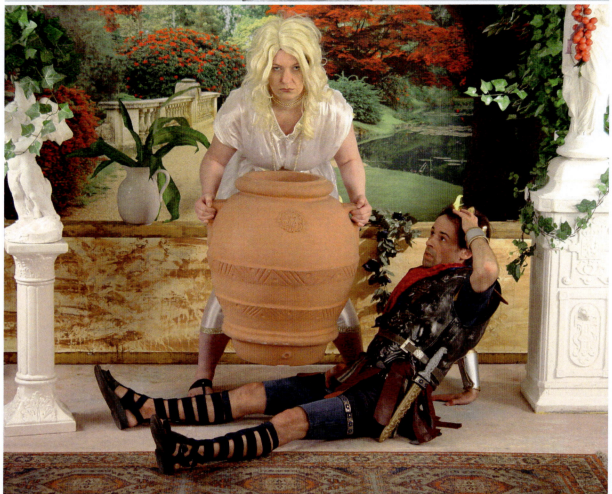

Comandorus *(setzt sich verunsichert den Lorbeerkranz wieder auf, geht zur Amphora und versucht, das Thema herunterzuspielen)* Das war eigentlich gar nicht **kompliziert!** Ich habe sie mit Gewalt gleich **weggeschleppt**, weil ihr rasanter **rotfigürlicher Stil**[89] vielen Händlern in die **Augen fiel**. Aber für den Wagen wog sie **viel** zu **viel**. Da habe ich sie gerollt und getreten mit meinen **Hacken**. *(tritt demonstrativ aber unkontrolliert gegen die Amphora, so dass sie wieder umfällt, hält sich mit schmerzverzogener Mine den Fuß, springt auf einem Bein umher und bemerkt mit verkrampfter Stimme)* ... Aua! ... Damit es etwas schneller **geht**.

Kunigunda *(stemmt die Amphora hoch, um sie wieder aufzustellen, was er wiederum verdutzt registriert)* Werd´ ich am **Schlafittchen packen**[90], wenn der Rollmops sich hier nicht **bewegt**, dumm rum **steht** und nur Däumchen **dreht!** Dann schmeiß ich die in **Bausch und Bogen**[91] **raus!** Und dann ist Schluss mit lustig mit deiner **Sklavensippschaft** hier **im Haus!**

Comandorus *(setzt ihr schnell nach, ergreift von der gegenüberliegenden Seite die Amphora und appelliert besorgt)* Das wäre **ungelogen** wie ein **Garaus**[92]. Sie lag doch so herrenlos auf den Boden auf Hellas[93] **Kämmen**. Und jetzt soll man sich einfach von ihr **trennen?** Dann heißt es täglich **ora et labora**[94], ohne **Sklavenwirtschaft**[95] und **Amphora!**

Kunigunda *(zieht die Amphora unbeirrt zu sich, setzt sich darauf sie und erwidert trotzig)* Diese herrenlose **Anaphora** mit ihren komischen Kämmen kann bleiben wo der **Pfeffer wächst**[96], oder bei dieser Hella in **Griechenland!** Da ist doch alles **wie verhext!**

| *Ein Gesunder Geist in einem gesunden Körper!* | 25 | *Beziehungsweise Mens sana in corpore sano!* |

Comandorus *(ergreift die Lanze, tritt an sie heran, stützt sich auf der Lanze ab und plaudert gelassen)* Hellas Spiele bei Olympia[97] fand ich **amüsant**. ... Ich bekam nur etwas Frust **dabei**. Ich hatte zum Gruß die Faust **geballt,** da wurde ich von korpulenten **Koryphäen**[98] **gekrallt**. Die waren an der Brust spartanisch[99] **frei**. Auf diesen griechisch-römischen **Stil**[100] halte ich eigentlich recht **viel**. Und wenn es beim Speer[101]- und **Diskuswerfen**[102] nur **schallt**, dann ...

Kunigunda *(entreißt ihm geladen die Lanze, so dass er auf ihren Schoß fällt und kontert bissig)* ... Geh´ mir nicht noch mit tobsüchtigen **Emanzen auf die Nerven?!** Bist du etwa noch in die **verknallt**[103]**?!** *(steht plötzlich auf, so dass er nun zu Boden fällt)* ... – Sind mir schnurz piep egal[104], diese verrückten **Sportskanonen**! ... Die fallen doch ständig **aus dem Rahmen**!

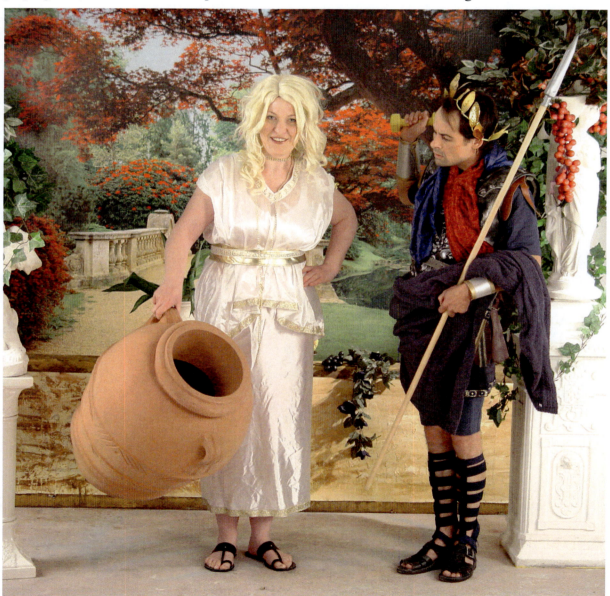

Comandorus *(richtet sich benommen auf, rückt seinen Lorbeerkranz zurecht und erklärt verklärt)* Oympia war irgendwie **phänomenal**, sah aber wie Sodom und Gomorra[105] **aus** als nachts die **Amazonen**[106] kamen. *(nachsinnend)* Die waren völlig aus dem **Haus** und führten wohl auch was im **Schilde**[107]**,** denn eine ganz besonders **wilde** hat richtig auf den **Putz gehauen** und das bis in **die Puppen**[108]. ... Und wollte mir sogar noch eine **wischen**, und ...

| *Ein Gesunder Geist in einem gesunden Körper!* | 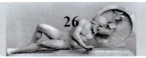 | *Beziehungsweise* *Mens sana in corpore sano!* |

Kunigunda *(ergreift den Mob, fuchtelt damit wütend herum und fällt harsch ein)*
... Kenne ich nicht, diese putzwütigen **Frauengruppen,** die so derb die Szene **aufmischen** bei deinen **Friedenstruppen**[109]. *(wirft den Mob weg)* Wär´ mir auch ganz **schnuppe**[110], wenn irgend so eine **Puppe** da so ein **Tohuwabu**[111] veranstaltet; da unten im Süden, da in **Dings!**

Comandorus *(tritt zu ihr und belehrt sie altklug)*
Du meinst in Ägypten bei der **Sphinx**[112] und den Pyramiden von **Gizeh**[113]? Dort tat mein Hintern ziemlich **weh,** vom Ritt im heißen **Wüstensand.** *(erhebt majestätisch einen Arm und beginnt zu schwärmen)* ... Aber als ich die sie dort liegen **sah,** so majestätisch schön **am Dünenstrand,** war sie wirklich **wunderbar.** ... Da habe ich ziemlich **geschluckt** und ...

Kunigunda *(dreht ihn unvermittelt an seinem Arm herum, so dass er um seine Achse gewirbelt wird)* ... Natürlich nicht mit der **Wimper gezuckt**[114]! ... Hast dich doch bestimmt **verguckt,** in diese faule asiatische **Strandnixe?!** ... – Du bist ja völlig außer **Rand und Band**[115]!

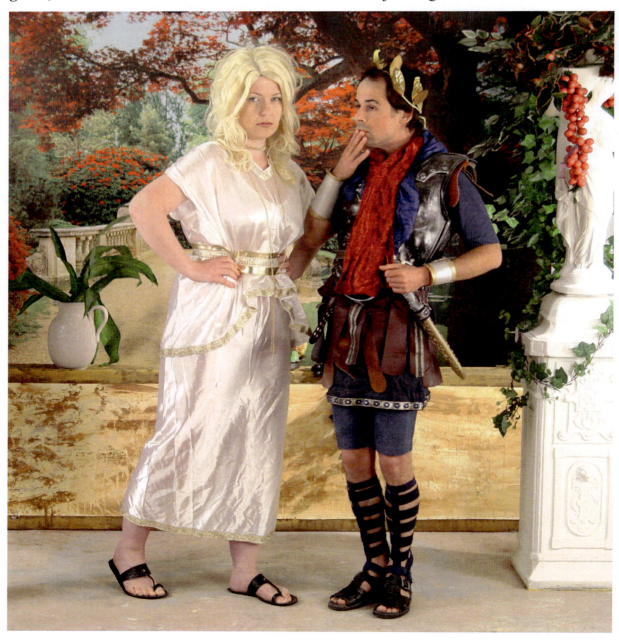

| *Ein Gesunder Geist in einem gesunden Körper!* | 27 | *Beziehungsweise Mens sana in corpore sano!* |

Comandorus *(dreht sich durch den Schwung weiter, kommt taumelnd zum Stehen und erwidert verwirrt)* ... Sie, ... ist keine **Nixe** und **nie** im Wasser oder **nass**. Sie ist nur größer als ein **Fass**, ... wie äh, ... eine riesengroße **Katze** mit ihrem **kolossalen Leib**, ... sie äh, ...

Kunigunda *(verschränkt wütend die Arme und fällt beleidigt ein)*
Ist ja ungemein beruhigend, dein neues Fabel für das **kolossale Weib** oder **Schmusekätzchen** oder was diese Kuh auch **immer ist**! *(wirft sich auf den Boden und fährt schluchzend fort)* ... Huhuhuu! ... Ich will nichts mehr hören von euren **Mätzchen**[116] und diesem **ganzen Mist**!

Comandours *(gewinnt wieder Oberwasser, tritt selbstherrlich zu ihr und belehrt sie arrogant)* Aber versuche zu verstehen, **mein Sätzchen**, sie ist bekannter als **Jerusalem**[117] und älter als **Methusalem**[118]. Sie ist von Sand und Sonne ziemlich **aufgeraut**. Ich habe nämlich ganz genau da **hingeschaut**. Das ...

Kunigunda *(springt auf, läuft unruhig umher und brüskiert sich lauthals)*
... Geht doch unter keine **Kuhhaut**[119], dass sich die Kuh da ewig in die **Sonne haut**! *(bleibt stehen und fährt schadenfroh fort)* ... Wundert mich nicht, wenn die am Ende ganz **ergraut**! *(hält sich auf einmal die Hände vor das Gesicht und fängt wieder an zu heulen)* ... – Wer weis, was du dir geholt hast, bei deinem **Wüstenabendteuer**?! ... Huhuhuu!

Comandorus *(beugt sich mit dem Rücken nach vorne, fährt demonstrativ mit der Hand über seinen Nacken und erwidert neckisch)* Einen Sonnenbrand leider, der brennt heiß wie **Feuer**, ... von meiner **Mähne** runter bis zum **Nacken**!

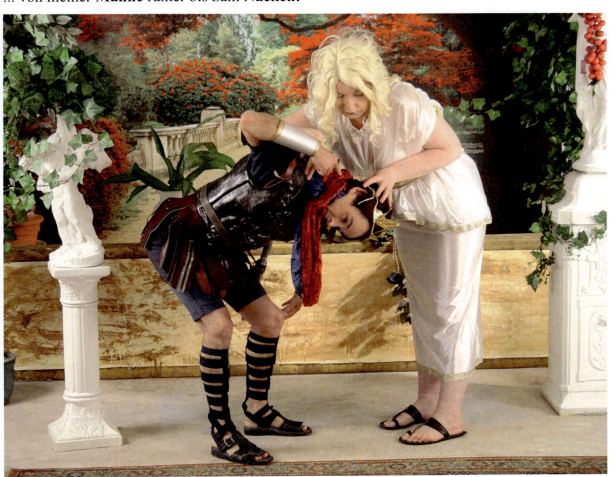

| *Ein Gesunder Geist in einem gesunden Körper!* | 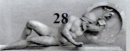 28 | *Beziehungsweise Mens sana in corpore sano!* |

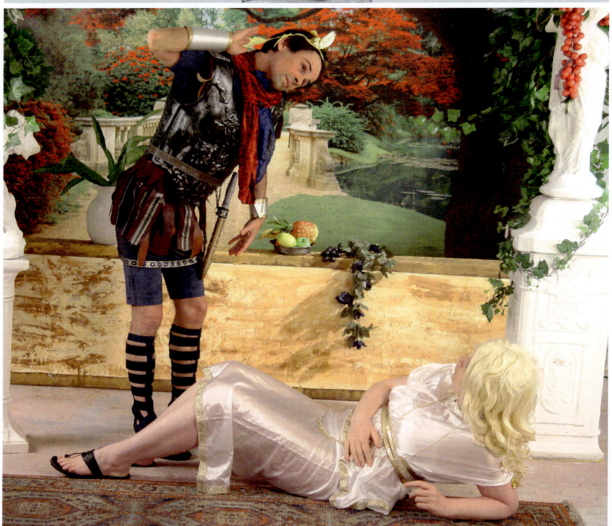

Kunigunda *(tritt sofort neugierig zu ihm und beugt sich über seinen Hals, um seinen Nacken zu untersuchen. Unversehens bemerkt sie jedoch sehr skeptisch)* Erzähl´ mir doch **nichts vom Pferd**[120]! ... Dir sitzt doch der **Schalk im Nacken**[121]!

Comandorus *(richtet sich unbedacht wieder auf, so dass er sie mit seinem Rücken umstößt und sie dadurch zu Boden geschleudert wird. Ohne sie zu beachten, ergreift er die Lanze, stützt sich staatsmännisch ab und erklärt staatsmännisch)* Du meinst Caesars[122] **Sohn**?! Dieser **Filou**[123] bescherte mir jüngst ein **Waterloo**[124]. Der will auf meinen **Thron** in **Rom**. ... Und nun will keiner für mich noch **eine Lanze brechen**[125]. *(im Begriff abzugehen stolpert er über sie und bemerkt dann benommen)* ... Ich glaube, ich muss mit meiner **Astrologin** sprechen!

Kunigunda *(umarmt ihn jetzt liebevoll am Boden)*
Warum bist du auch ständig in diesen **Tropen**? *(fährt beängstigt fort)* Und ich hab´ **Horror** vor **Horrorskopen**! ... Also wirklich **Comandorus**, warum redest immer **Hokus-Pokus**[126]?!

Comandorus *(steht unberührt auf, macht sich groß, richtet seinen Blick und seinen Arm feierlich nach oben und bemerkt arrogant)* Carpe diem[127] und pflücke den Tag wie **süße Trauben**! Der Blick in die Nacht lässt mich an das Glück der **Sterne glauben**! *(fährt mystisch verklärt fort)* ... An den großen **Wagen**[128], den kleinen **Bär**[129], den **Löwen**[130] und die **Jungfrau**[131].

| *Ein Gesunder Geist in einem gesunden Körper!* | 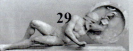 | *Beziehungsweise Mens sana in corpore sano!* |

Ich weiß es eigentlich **genau:** Mit Jungfrauen komme ich in der Regel gut zurecht. Und in diesem **Altweibersommer**[132] sah ich sie oft über mir strahlend **funkeln.**

Kunigunda *(springt gereizt auf, läuft unruhig umher und hadert, wild dabei gestikulierend)*
Spiel nicht den **großen Hecht** mit so einer **Madonna**! Peinlich, mit so einer Wanderzirkusnummer **zu schunkeln**! Und ich schlafe **schlecht,** wenn die Leute über unsere Ehe **munkeln**!

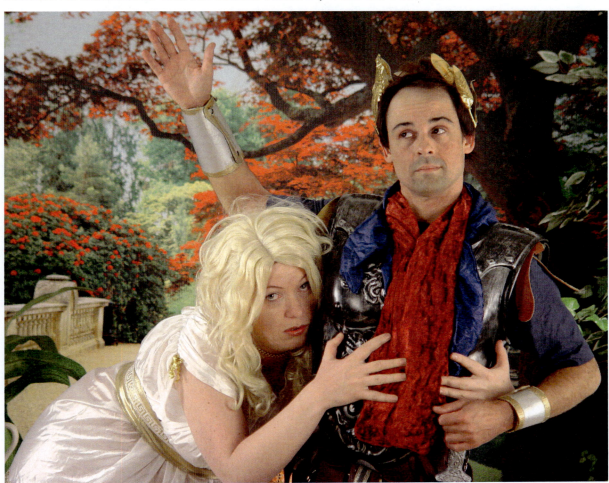

Comandorus *(verharrt weiter narzisstisch in seiner Pose und entgegnet mit verklärtem Blick)*
Wenn der Mond **aufgeht,** hat sie immer **dieselbe Position**. Und wenn sie im Herbst in der Sonne **steht,** auch die gleiche **Konfiguration**. Wie die **Zwillinge**[133] oder äh, der Große **Bär.**

Kunigunda *(tritt zu ihm, und belehrt ihn schnippisch)*
Keine Frau hat immer **dieselbe Figur**! ... Jungfrau **hin oder her**! ... Nur Zwillinge sind immer gleich! ... So ist halt eben **die Natur**!

Comandorus *(geht unbeeindruckt zur Seitenwand, betrachtet mit glasigem Blick die ägyptische Büste und beginnt wieder zu fachsimpeln)* Wie die alten ägyptischen **Mumien**[134] im Pharaonenreich und im tiefen **Nubien**[135]! ... Oder der Kopf der **Nofretete**[136]. Hinter dem sind sie ja jetzt alle her: Griechen, Römer, und sogar **die Ptolemäer**[137].

Kunigunda *(springt vor Neugier platzend an seinen Hals und schüttelt unbeherrscht)*
Spiel´ bloß nicht noch **den Pharisäer**[138]! ... **Welche** Idioten sind hinter welchem Kopfgeld **her**?! ... Red´ doch mal Tachelles[139] und rück´ endlich mit der **Sprache raus**!

| *Ein Gesunder Geist in einem gesunden Körper!* | 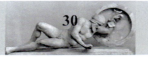 30 | *Beziehungsweise Mens sana in corpore sano!* |

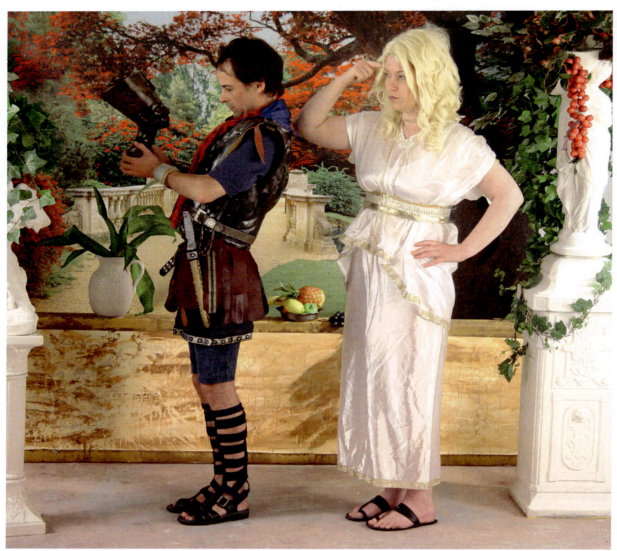

Comandorus *(wackelt mit dem Kopf nach und faselt verwirrt)*
Du ... sprichst ein wahres Wort **gelassen aus**[140]?! *(sucht wieder den Faden zu finden)* ... – Na, äh, die **Pharaonin**[141]. Die setzt den **Kopten**[142] hinterher, ich meine äh, ... den **Christen**.

Kunigunda *(lässt von ihm ab, bricht in lautes Lachen aus und zeigt ihm spaßig einen Vogel)*
Ha! Ha! Ha! Es gibt doch keine Frauen als **Pfarrer**! ... Die hocken doch alle in ihren Katakomben[143], wo die bis zum St. Nimmerleinstag[144] da in Kisten und Kammern **nisten**.

Comandorus *(zieht durch ihre Stimmung animiert sein Schwert, hält es pathetisch in die Höhe und erwidert erhellt)* Und ich konnte mich bei Alexandria[145] **einnisten**, konnte die Wachen **überlisten**, eroberte sie in **einer Nacht** und habe dann „tabula rasa[146]" **gemacht**. Habe alles eingeheimst **im Morgengrauen**; *(steckt sein Schwert wieder ein und fährt trocken fort)* ... aber bei Actium[147] vor der Schlacht gleich wieder auf den **Kopf gehauen**[148].

Kunigunda *(geht wütend auf ihn zu, worauf er zurückweicht, wieder über die Amphora stolpert und zu Boden geht)* Wie konntest du nur so einen **Schlamassel bauen**! ... Furchtbar, auch noch die arme Alexandra so zu **beklauen**! ... Dir sollte ich mal **die Leviten lesen**[149]! ... Das ist doch eine ...

Ein Gesunder Geist in einem gesunden Körper! 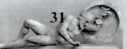 *Beziehungsweise Mens sana in corpore sano!*

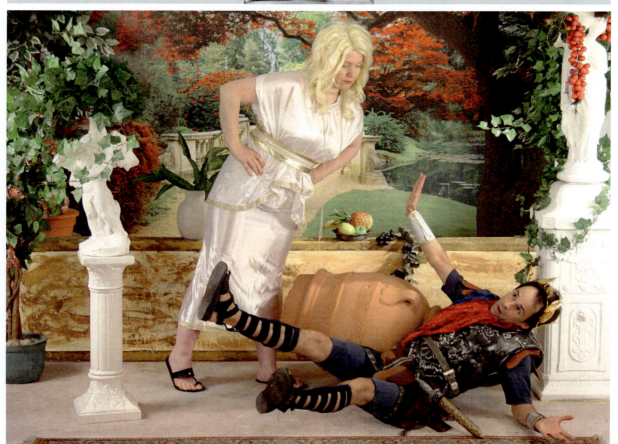

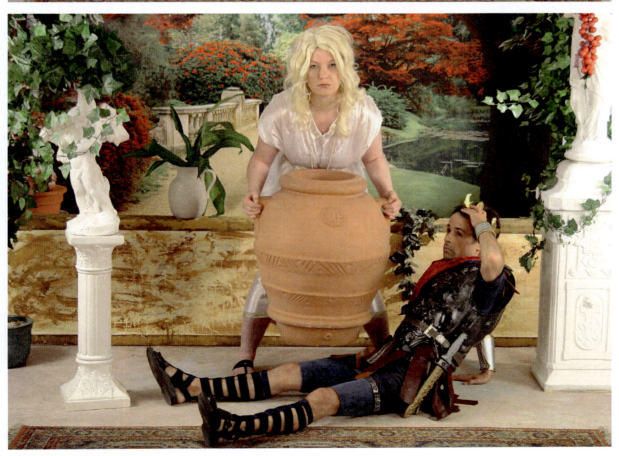

| *Ein Gesunder Geist in einem gesunden Körper!* | | *Beziehungsweise Mens sana in corpore sano!* |

Comandorus *(versucht sie – noch am Boden liegend – wieder zu beschwichtigen)*
... **Reine Routinesache gewesen!** *(legt sich wieder umständlich den Lorbeerkranz auf dem Kopf zurecht, richtet sich langsam auf und versucht nunmehr Eindruck zu schinden)* ... Peitsche und **Zuckerbrot** ziehen bei meinen Eroberungen immer **gut** und ...

Kunigunda *(stellt wiederum kurzerhand die Amphora auf, was er wieder verdutzt registriert und ereifert sich weiter)* ... Ich sehe gleich **rot** und dann bekomm´ es richtig mit der **Wut**! ... So brutal gehst du mit deinen **Eroberungen um?!** ... Das ist ganz widerwärtig **widerlich**!

Comandorus *(bemerkt unbeeindruckt und staatsmännisch)*
Aber taktisch gar nicht **dumm**! ... Von **Alexander dem Großen**[150] hat sie eine **Bibliothek**[151], ... Alexandria, **meine ich**. Die hat mich besonders **interessiert** und ihre **exotischen Düfte** haben mich genauso **fasziniert**. Mit ihrer weiten Silhouette liegt sie am **Mittelmeer** und ...

Kunigunda *(eifersüchtig ins Wort fallend)*
... Wenn die sich da an den Stränden **amüsiert**, dann hat die doch nicht viel **im Hirn, diese dumme dicke Dirn!** *(schüttelt den Kopf und ringt fassungslos nach Worten)* ... – **Himmel, Arsch und Zwirn**[152]! Was du da erzählst, ... das, ... das schreit ja zum **Himmel**[153]!!

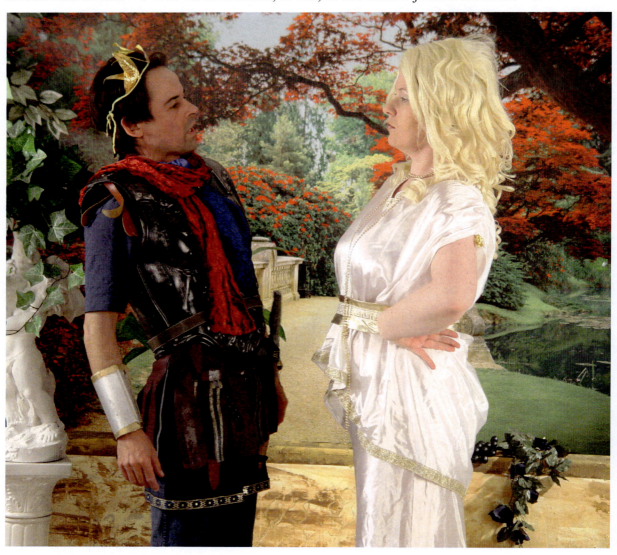

Ein Gesunder Geist in einem gesunden Körper!   *Beziehungsweise*   *Mens sana in corpore sano!*

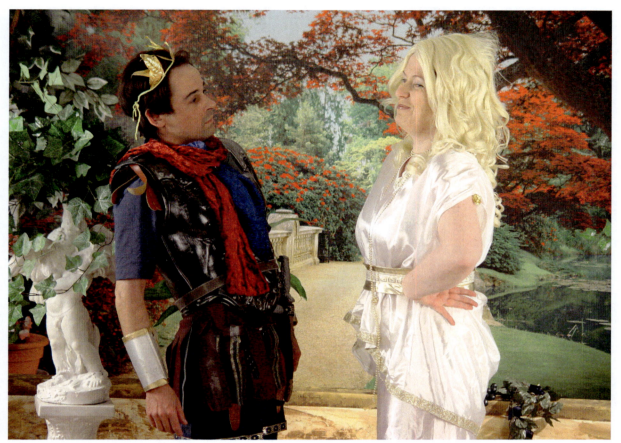

Comandorus *(fachsimpelt unbekümmert weiter, während sie sich verzweifelt die Haare rauft)* Äh, ... Alexandria stinkt eher zum **Himmel**. *(erkennt wieder eine Möglichkeit, sie loszuwerden und versucht sie animierend abzulenken)* ... – Übrigens, heute gibt es im Kolosseum[154] einen richtigen **Renner**: Großes **Wagenrennen**[155] mit **Ben Hur**[156]! ... Geh´ doch gleich hin, einfach so zum **Vergnügen**!

Kunigunda *(winkt genervt ab)*
Ich hab´ kein **Henna** und würde bei den Pferdenarren **einpennen** wie auf der **Kur**! *(wähnt sich hintergangen)* ... – Glaub´ bloß nicht, du kannst **betrügen** mit **irgendeinem Luder**! *(eindringlich fortfahrend)* ... – Komm´ zur **Vernunft** und hör´ auf mit diesem **Schindluder**[157]!!

Comandorus *(erkennt wieder einen Vorwand abgehen zu können, zieht sein Schwert und philosophiert)* Sie nennt's **Vernunft** und braucht's **allein**, nur **tierischer** als jedes **Tier zu sein**[158]! *(will abgehen und erklärt pathetisch)* Diesmal mobilisiere alle meine **Potenzen**: Oktavians Legionäre[159] werden **weggeblasen** und ich sprenge endlich alle **Grenzen**.

Kunigunda *(zieht ihn sofort resolut an der Schulter zurück und produziert sich trotzig)*
Das kann ich auch mit diesen **Nasen**! Da hat doch keiner Ahnung vom **Tuten und Blasen**[160]! *(beruhigt sich plötzlich und will abgehen)* ... – So, ich mache mich jetzt **schön**, und werde in mein **Zimmer gehen**, ... und wenn der Hermann kommt, dann endlich feiern **wir**!

Comandorus *(steckt sein Schwert wieder ein und ergreift – erleichtert über ihre Absicht abzugehen – das Bild der Nike vom Samuthrake und bestätigt sie wohlwollend)* Das wäre **Perfekt**. Dann zeige ich dir mein **Souvenir**, das viele Neider **weckt**: Von der **griechischen Nike** äh, von Samuthrake[161]. ... Also, das heißt mit anderen **Worten**: Von der **klassischen Antike**.

Ein Gesunder Geist in einem gesunden Körper! 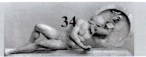 *Beziehungsweise Mens sana in corpore sano!*

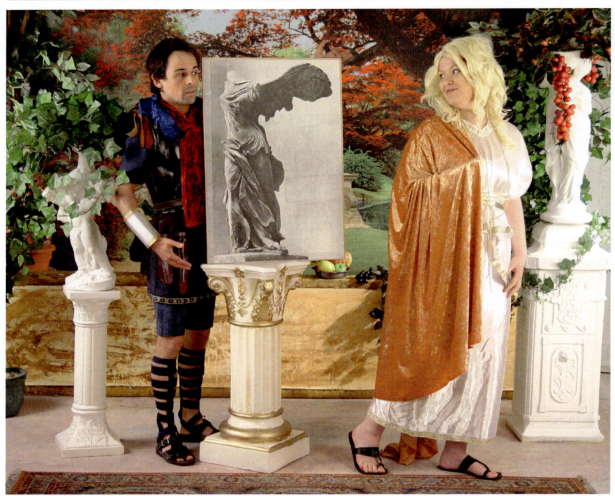

Kunigunda *(bleibt sofort konsterniert stehen, springt zu ihm, entreißt ihm das Bild, fuchtelt wild damit herum und fängt zu kreischen an)* Ja, wer hat´s dir denn nun angedreht von diesen **Torten?!** *(baut sich vor ihm und wettert)* ... – Was bist du **Tollpatsch**[162] für **ein Mann?!**

Comandorus *(tritt etwas zurück und entgegnet, nunmehr völlig von der Rolle)*
Auf jeden Fall noch kein **Tyrann**[163]. Da mache ich mir keine **Allüre.** *(zeigt auf das Bild, das sie noch in Händen hält und fährt fahrig fort)* ... Und nicht so kopflos wie Nike, diese göttliche **Walküre**[164]. Aber ohne Kriegsglück; ... das ist eine Tatsache **leider.**

Kunigunda *(wirft ihm wütend das Bild vor die Füße, wendet sich ab und kontert barsch)*
Weiß doch jedes **Kind, dass** Kopflose immer aus dem **Schneider**[165] sind! ... Auf den **Hund** wär´ ich doch gleich **gekommen**[166]! ... – Hast du dich wieder über den Tisch **ziehen lassen?!**

Comandorus *(stellt vorsichtig das Bild wieder auf und bemerkt verwirrt)*
Meine Erinnerung ist leicht **verschwommen.** Ich wollte nicht mit dem Schiff **absaufen** und bin am Strand einer **Fata-Morgana**[167] nachgelaufen. Bekam sie aber nie so recht **zu fassen.**

Kunigunda *(dreht sich blitzartig um, stützt die Arme auf und poltert los)*
Diese Fata-Mana und dein **Saufen** sind einfach nicht **zu fassen!** ... – Dich werde ich noch ins **Gebet nehmen**[168]! Was ist das für ein **Benehmen?!** Wolltest du sie noch auf den Arm **nehmen?!** *(tritt zu ihm und fixiert ihn sehr argwöhnisch)* ... – Ihr habt doch alle **Dreck am Stecken**[169]! ... – Warum bist du überhaupt am Strand herum **gerannt?!**

Ein Gesunder Geist in einem gesunden Körper! 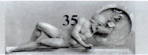 *Beziehungsweise Mens sana in corpore sano!*

Comandorus *(weicht um die Amphora aus; sie verfolgt ihn entsprechend um die Amphora)* Bei Actium wollte ich meine **Wunden lecken.** Ich fühlte mich wie **durchgebrannt** und nicht wie der erste Mann im **Staate.** *(geht in die andere Richtung um die Amphora, bleibt stehen und bemerkt unsicher)* Und da habe ich ein Schreiben der Pharaonin in die Hand **bekommen.**

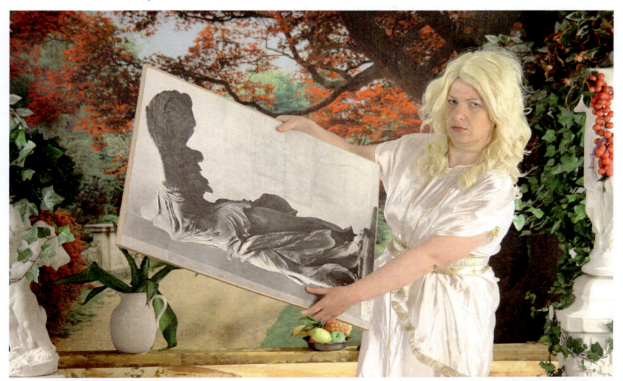

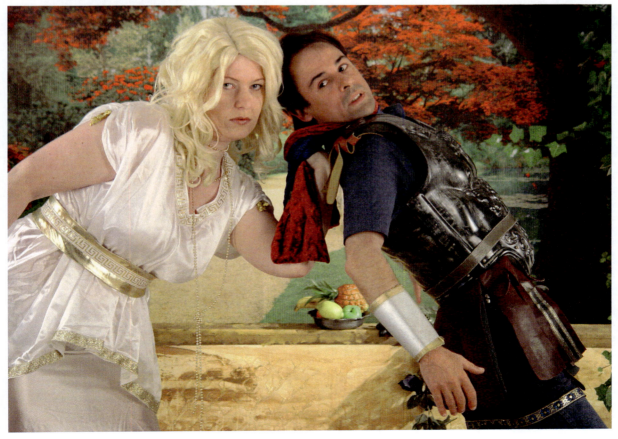

| *Ein Gesunder Geist in einem gesunden Körper!* | 36 | *Beziehungsweise Mens sana in corpore sano!* |

Kunigunda *(will ihm nachsetzen, stolpert über die zwischen ihnen stehende Amphora und fällt kreischend zu Boden)* ... Du **treulose Tomate**[170]! ... Hast du etwa Liebesbriefe **angenommen**?! ... Ich will den **Brief** jetzt sofort **haben**! Und dann reiß ich den in tausend **Stücke**!

Comandorus *(blickt angespannt in die Amphora und versucht das Thema herunterzuspielen)* Da müsste ich aber **tief** in meinen Memoiren **graben**. Und im Stress bekomme ich schnell eine **Gedächtnislücke**. *(ergreift die am Boden liegende Rose, betrachtet sie mit verliebtem Blick und versucht die Sache schön zu reden)* ... – Kleopatra nahm **meine Hand** und ging mit mir ins **Pharaonenland**. Und als ich vom **Ritt** noch **hechelte**, war sie noch **fit** und **lächelte** mit ihrer schönen **Pharaonenkrone**[171]. Das war ...

Kunigunda *(explodiert, springt wie von der Tarantel gestochen auf, packt ihn an den Schultern, dreht ihn wild um ihre Achse und donnert)* ... Unglaublich, diese **Matrone**[172]?! ... – Und **dich schick´ ich in die Wüste**[173] ... – Du, ... du, ... du, du **wilder Wüstling**!

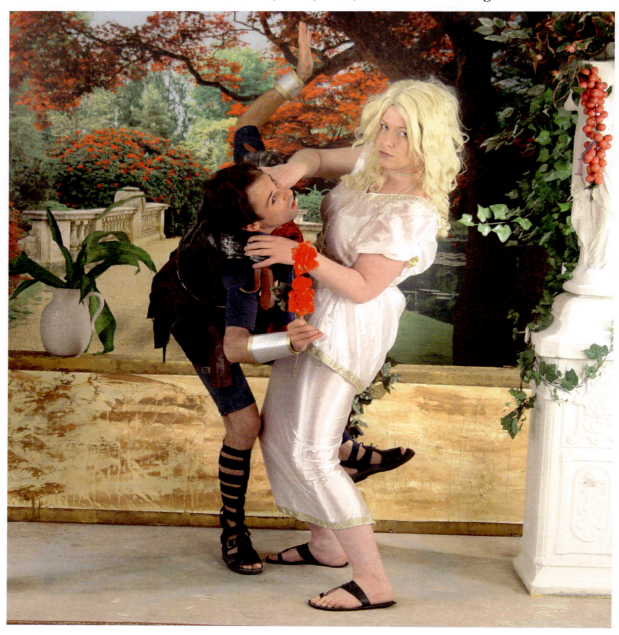

Ein Gesunder Geist in einem gesunden Körper!   37   **Beziehungsweise Mens sana in corpore sano!**

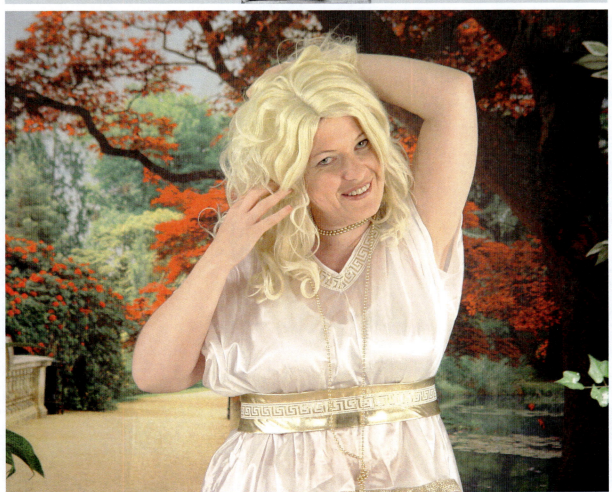

Comandorus *(hält ihr die Rose entgegen und stammelt dabei hilflos umhertaumelnd)* Hör´ bitte, **Liebling**, ... Sei nicht sauer wie eine **Zitrone**[174]! ... Ich bringe dir auch eine **Kaiserkrone**[175]! ... Aaah! ... Oder möchtest du ein **Vergissmeinnicht**[176]?

Kunigunda *(lässt ihn abrupt los, so dass er durch den Schwung seitwärts hinaustolpert. Stützt die Arme auf, schüttelt den Kopf und empört sich)* Schlägt doch dem Fass die **Krone ins Gesicht**[177]! ... Ist doch **unter aller Kanone**[178]! *(ordnet Haar und Kleidung und beginnt zu romantisieren)* ... – So, nun mach´ ich mich für ihn schön hübsch **zurecht!** Den Herman find´ ich nämlich gar nicht **schlecht!** Er wollte ja heut´ noch kommen in mein Schlafquartier, mein herrlicher Hermann aus dem **Teutoburger Wald!** *(sieht ihn wieder linkisch eintreten und pöbelt spöttisch)* ... – Was suchst du denn schon wieder **hier?!** ... – Verdufte lieber, sonst stellt dich gleich der **Hermann kalt!** ... Der lacht sich über solche Flaschen **schief!**

Comandorus *(stellt sich zur Amphora, um unauffällig den Brief mitzunehmen und bemerkt abwesend)* Klingt wie der **kategorische Imperativ**[179]. *(sucht das Thema)* ... – **Die Flasche vom Wald**, äh, ... der **Hermann Wald**, ... also dieser **Bösewicht**[180], der ist schon **kaltgestellt**.

Kunigunda *(wähnt ihn sofort als Sieger in einem Duell, springt begeistert zu ihm)* Ja, wie hast du das nur wieder fertig **gekriegt?!** ... Comandorus, du bist ein **Super-Held?!** *(hält ihm erwartungsvoll die Wange für einen Kuss entgegen und himmelt ihn an)* ... Und jetzt wünsche ich mir nur noch **einen Kuss**, dass ich immer daran **denken muss!** *(umarmt ihn stolz)* ... – Mit deinem Body wie aus **Stahl** gab es für nie eine andere **Wahl!**

| *Ein Gesunder Geist in einem gesunden Körper!* | 38 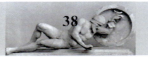 | *Beziehungsweise Mens sana in corpore sano!* |

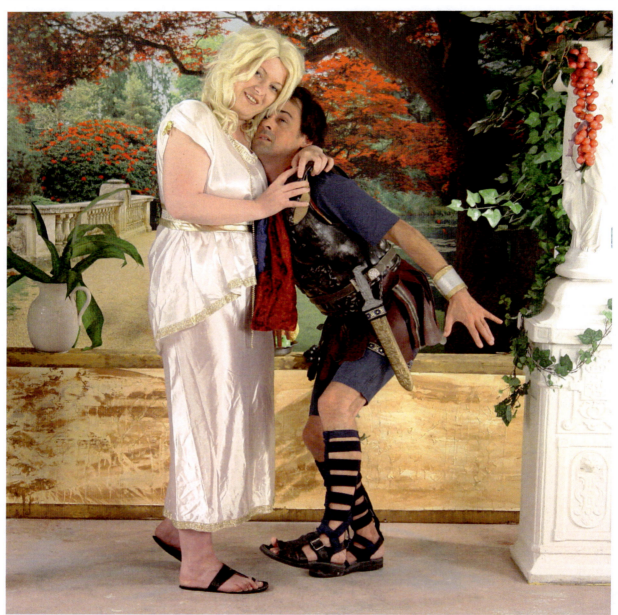

Comandorus *(löst sich unauffällig von ihr, tritt zurück und druckst herum)*
Es klingt vielleicht etwas **banal:** Es ging ihm sichtlich unter **Mark und Bein**[181]. Er fiel gleich in den **Stadtkanal,** wie ein großer **dicker Stein,** als ich sagte ihm, dass ich äh, *(etwas schelmisch)* … einen Hausdrachen und Angst vor einer Hepatitis **habe.** … Wahrscheinlich ist so ein **Kulturbanause**[182]**,** dieser **Knabe.** Die kapieren nicht einmal die **dümmsten Witzchen.**

Kunigunda *(erstarrt wie eine Salzsäule*[183] *und fängt sogleich an wild zu toben)*
Das kann doch einfach gar nicht **sein!** … Solche **fiesen Fisimatenten**[184] **und Kinkerlitzchen**[185] machst du mit meinem Besuch vor dem **Hause?!** *(springt auf ihn zu)* … – Na warte! Dir wird noch **Hören und Sehen vergehen!**

Comandorus *(ergreift verunsichert sein Schwert, kniet damit nieder, fixiert es mit dunkler Mine und beginnt es mit theatralischer Dramatik zu beschwören)* Irgendwann wird alles **vorübergehen!** … Ich muss sie richtig scharf machen, um dann mit Kleopatra ins **Grass zu beißen.** … Und dann werden wir zusammen die Radieschen wohl **von unten zu sehen**[186].

Ein Gesunder Geist in einem gesunden Körper! 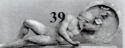 *Beziehungsweise Mens sana in corpore sano!*

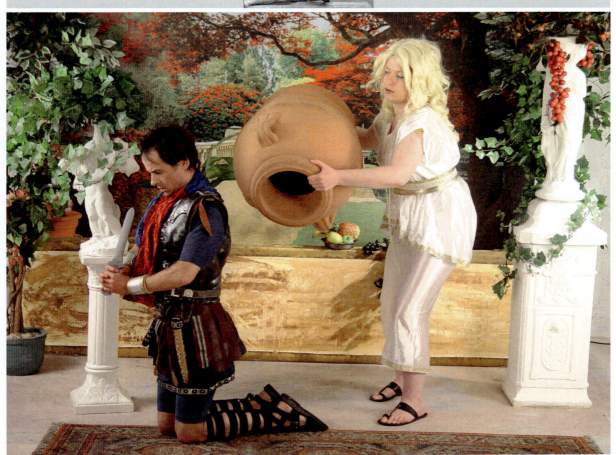

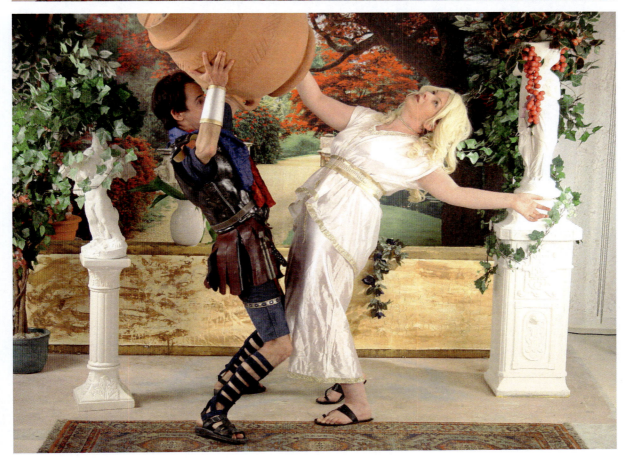

| *Ein Gesunder Geist in einem gesunden Körper!* | | *Beziehungsweise Mens sana in corpore sano!* |

Kunigunda *(ergreift wutentbrannt die Amphora, stemmt sie kopfüber und tritt damit von hinten an ihn heran, während er sich darauf konzentriert, sich in heroischer Pose das Schwert für den Freitod an die Brust zu halten)* Wehe, die **Zimtzicke**[187] ist so **vermessen,** und macht im Garten **Firlefanz**[188]! Mit mir ist da nicht **gut Kirschen essen**[189]! ... Und wenn ich euch beide in die **Wüste schicke,** jetzt ist Schuss mit diesem **Eiertanz**[190]! *(auf einmal wankt sie, von einem Schwächeanfall ergriffen, mit der Amphora und droht damit auf ihn zu fallen. Schwächelnd ruft sie dabei aus)* ... – **Hilfe!!!** ... Ich kann mich nicht mehr **halten!!!**

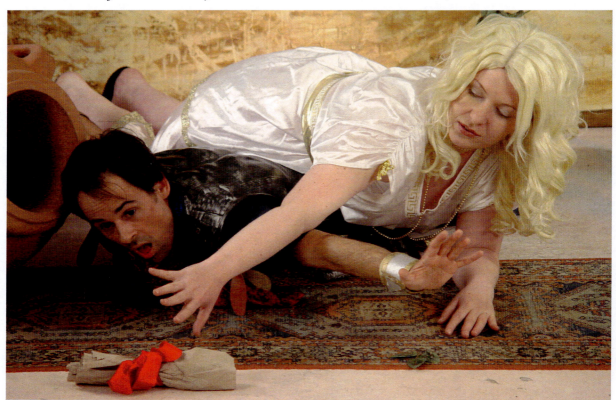

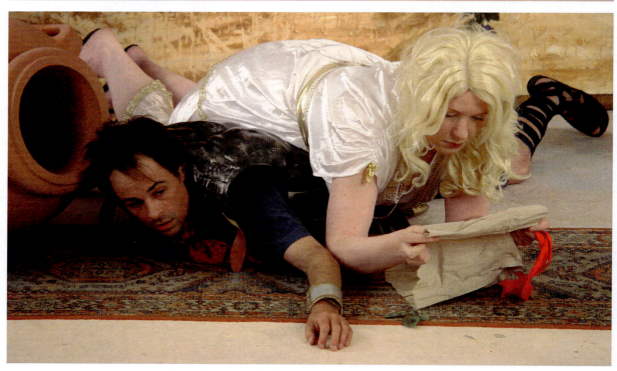

| *Ein Gesunder Geist in einem gesunden Körper!* | 41 | *Beziehungsweise Mens sana in corpore sano!* |

Comandorus *(springt auf und versucht sie zu stützen, kann das Gewicht jedoch nicht halten, verliert ebenfalls das Gleichgewicht, so dass beide mitsamt der Amphora zu Boden gehen. Dabei fällt die Papyrusrolle aus der Amphora, was sie jedoch zunächst nicht bemerken. Unter ihr liegend keucht er benommen)* **O Jemine**[191]**,** mir tut alles **weh!** ... Wie soll ich bloß so ein Reich **verwalten?** ... Oder bin ich schon im **Himmelreich**[192]?

Kunigunda *(nimmt – noch auf ihm liegend – geistesgegenwärtig die Papyrusrolle am Boden vor ihr wahr, ergreift sie, rollt sie auf, überfliegt sie schnell und ruft mit Begeisterung aus)* **Nee!** Hör zu! Wir werden **reich!!** *(liest laut und begeistert vor, wobei sie unbekümmert auf ihm liegen bleibt und sich dabei auf ihren Ellenbogen stützt)* „Lieber Comandorus, hast du denn schon **den Löffel gereicht**[193]? Und fühlst du dich ohne Ehelast **im Himmel ganz leicht?** Für deine Ruhestätte überlasse ich aus **ganzem Herzen,** das Pharaonen-Gold und **tausend Sesterzen**[194], wenn deine Gebeine wie von Engeln **getragen** sogar am Nil alles **überragen.** Deine Kleopatra." *(sinnt kurz nach)* ... Aha, da liegt der **Hund begraben**[195]! *(steht unvermittelt auf, packt ihn an seinen Beinen, hebt ihn in die Haltung der „Schubkarre" und erklärt beglückt)* ... Ich soll dich wie **Engel** tragen bis zum **Nil.** Mit dir als **Stängel** ist das doch ein **Kinderspiel!** Und für **tausend Sesterzen** halte ich dich ewig lange bei der **Stange**[196]!

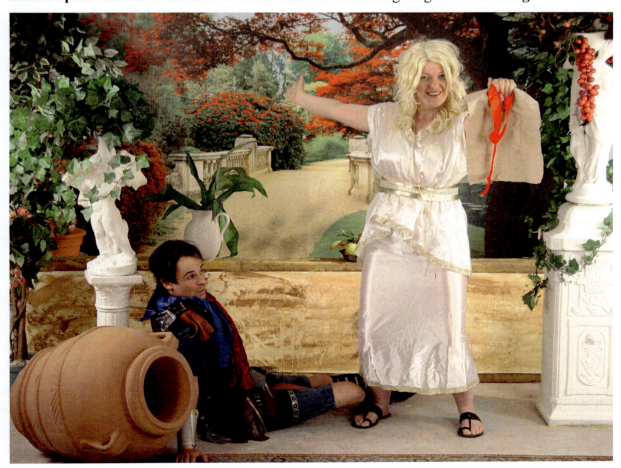

Comandurus *(versucht sie umzustimmen, während sie ihn in die Stellung der „Schubkarre" hebt)* Hör´ bitte auf mit **diesen Scherzen.** Mir sind ganz **angst und bange,** dass ich mit dir **zusammenklappe!** ... – Ich würde dich **auf Händen tragen**[197], aber verschone mich vor einem **Muskelkater.** Das macht mich jetzt schon im **Bauch** und im **Magen flau!**

| *Ein Gesunder Geist in einem gesunden Körper!* | 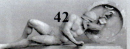 | *Beziehungsweise Mens sana in corpore sano!* |

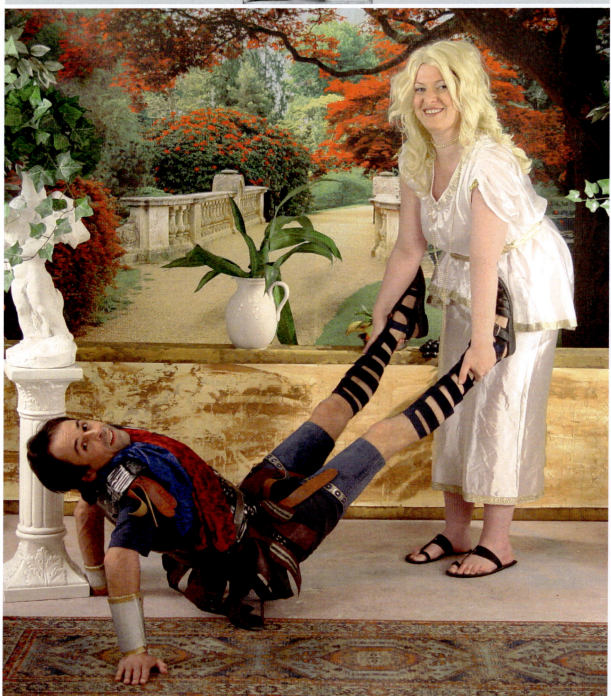

Kunigunda *(lässt ihn los, so dass er mit dem Hintern auf den Boden plumpst, hebt ihn jetzt energisch von hinten an seinem Rücken an, trägt ihn zum Ausgang und erwidert dabei bissig)* Halt´ doch mal **die Klappe**! Ich bin nicht **dein Gesundheitsberater**! ... Und außerdem hast doch ständig **einen Kater**[198] und bist bestimmt **auch** schon seit **Tagen blau**!

Comandorus *(fasst sich verzweifelt an den Kopf und kommentiert mit resignierender Ironie)* Ich würde ja drei Kreuze **machen**[199], wenn jetzt Schluss wäre mit dem **Theater!** *(bemerkt philosophisch)* ... Und wenn die Leute klatschen und **lachen,** sage ich nur die **Wörter:** „**Ein Gesunder Geist sei in einem gesunden Körper**[200]!" *(Vorhang)*

Ein Gesunder Geist in einem gesunden Körper! 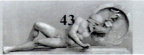 *Beziehungsweise Mens sana in corpore sano!*

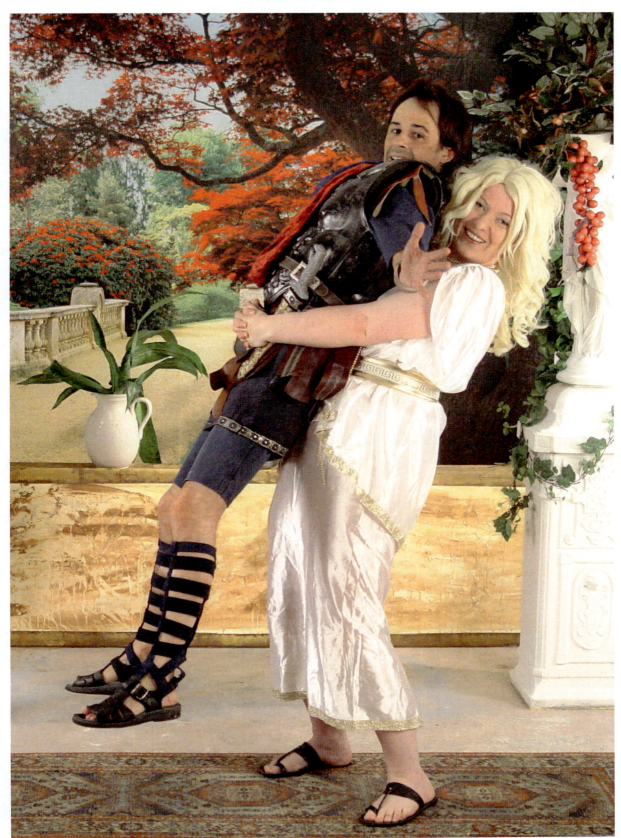

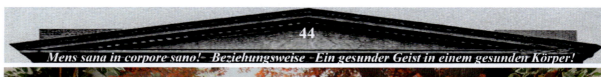

Mens sana in corpore sano! - Beziehungsweise - Ein gesunder Geist in einem gesunden Körper!

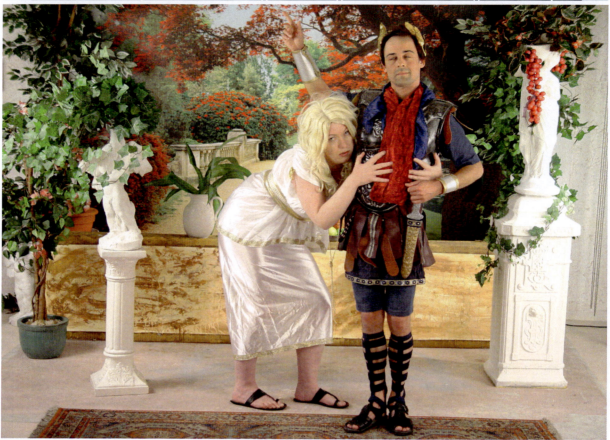

Erläuterungen

Die nachfolgenden Ausführungen sollen dazu beitragen, die Namen und Fachbegriffe, auf die das Lustspiel Bezug nimmt, in ihren historischen Kontext einzuordnen und den Ursprung der zahlreichen Redensarten zu erläutern. Häufig kommen sie in der heutigen Alltagssprache als Verballhornungen vor. Das Verballhornen als Ausdruck dafür, eine Sache oder einen Begriff durch sprachliche Umgestaltung zu veräppeln, ist dem Lübecker Buchdrucker Johann Balhorn (möglicherweise auch Ballhorn, *1528 - †1603) zu verdanken. Er soll eine Ausgabe des mittelalterlichen „Lübischen Rechts" überarbeitet haben; jedoch in einer Weise, dass nachher mehr Fehler als zuvor darin zu finden waren. Daraus entstand wahrscheinlich der Ausdruck verballhornen, der gewissermaßen ein „Verschlimmbessern" meinte.

Nun aber „in medias res", also zum Kern der Angelegenheit: Zitat des römischen Dichters Horatius Flaccus (*65 - †8. v. Chr.), welches er in seinen Gedichten über das römische Landleben, der „ars poetica", verwandte. Dieser Ausspruch ist sprichwörtlich für konzentrierte Bearbeitung einer Angelegenheit geworden ist.

[1] *Decimus Junius Juvenalis* (um *65 - ca. †128) war ein römischer Satiriker, der als Schriftsteller zwischen 98 und 128 n. Chr. in Italien wirkte. Nach einer kurzen Dienstzeit in der Armee wurde er wegen eines Streits mit Kaiser Domitian (Kaiser von 81 bis 96 n. Chr.) verbannt, später jedoch rehabilitiert. Sein Ruf gründet sich vorrangig auf die sechzehn erhalten gebliebenen Satiren, die in Hexametern verfasst sind, dem klassischen Versmaß der epischen Dichtung. Sie zeichnen sich durch einen modern wirkenden, pointierten Stil aus und kritisieren schonungslos Torheiten und Laster der Gesellschaft im kaiserlichen Rom, wie Heuchelei, materielle Gier und Bestechlichkeit der Verwaltung.

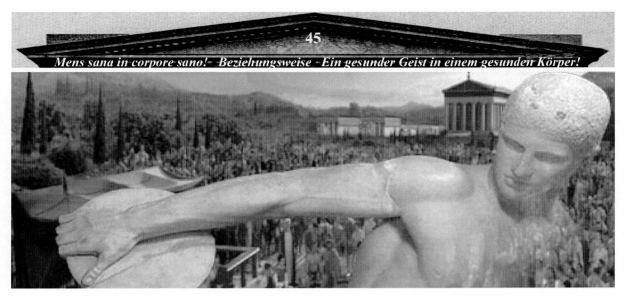

In seiner 10. Satire (Satura X) konstatiert er: *„orandum est ut sit mens sana in corpore sano!"* Dass also *„ein gesunder Geist in einem gesunden Körper sei!"* (Siehe auch Endnote 200)

[2] *forte* und *piano* (ital. stark, tapfer bzw. leise) sind musikalische Fachbegriffe mit der Bedeutung laut und dynamisch bzw. leise. Als Pianoforte wurde früher das Klavier bezeichnet.

[3] *Friedemann Schulz von Thun* (*1944 in Soltau) gilt als weltweit führender Kommunikationswissenschaftler und ist Autor des dreibändigen Buches „Miteinander Reden". Einer seiner Hauptthesen ist das so genannte „Kommunikationsquadrat", das auch als „Vier-Ohren-Modell" bezeichnet wird. Danach wird bei jedem zwischenmenschlichen Kontakt auf vier unterschiedlichen Ebenen gehört bzw. gesprochen: Auf einer Sachverhaltsebene, einer Appellebene, auf einer Beziehungsebene sowie auf einer Ebene der Selbstkundgabe. Dabei hängt es vom jeweiligen Individuum ab, inwieweit welche Ebene unbewußt die Nachricht empfängt.

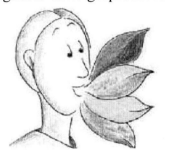 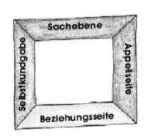 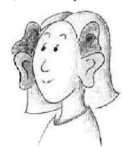

[4] Das *Palaver* hat seinen Ursprung in dem lateinischen Wort für Bericht oder Erzählung „parabola". Portugiesische Händler brachten den Ausdruck im 16. Jahrhundert nach Afrika, wo er von den dortigen Eingeborenen aufgenommen und für langwierige Verhandlungen benutzt wurde. Mit dieser Bedeutung kehrte der Begriff später nach Europa zurück und entwickelte langsam seine heutige Bedeutung, welche für ein lautes und wirres Gerede steht.

[5] *Augustinus von Hippo,* (auch: *Augustinus von Thagaste, dt. Augustin,* urspl. *Aurelius Augustinus*) wurde 354 n. Chr. in Thagaste, dem heutigen Souk in Nordalgerien geboren und starb 430 n. Chr. in Hippo Regio, dem heutigen Bône in Nordalgerien. Er begründete die frühmittelalterliche Kirchentheologie der Patristik. Er war einer der bedeutendsten christlichen Theologen und Philosophen, der zudem heute als Heiliger verehrt wird. In seiner Jugend studierte Augustinus zunächst Rhetorik, wandte sich dann der Philosophie zu – begeistert vom Werk „Hortensius" des römischen Philosophen und Rhetorikers Cicero (*106 - †43 v. Chr.). Er folgte zunächst den führenden Schulen des Manichäismus, der Skepsis und schließlich dem Neuplatonismus. Nach seiner Bekehrung zum Christentum im Jahre 387 n. Chr. durch den

Kirchenlehrer Ambrosius von Mailand (*340 - †397 n. Chr.) wirkte er ab 396 n. Chr. als Bischof von Hippo Regio, einer antiken Küstenstadt im heutigen nordöstlichen Algerien. Augustinus hat neben theologischen auch viele wissenschaftliche Schriften verfasst; in welchen er den (christlichen) Glauben als Grundlage der Erkenntnis postuliert. Der vom Kirchenphilosophen Anselm von Canterbury (*1033 - †1109) geprägte Leitsatz „credo ut intelligentiam" wörtlich: „ich glaube, um zu erkennen" beziehungsweise „ich glaube, um zu wissen" fußt unmittelbar auf der Philosophie Augustinus´ und wurde zu einem Leitsatz der mittelalterlichen Scholastik. In der scholastischen Philosophie des Mittelalters meinte dieses Bekenntnis, dass ohne die göttliche Offenbarung wahre Erkenntnis aus natürlicher Einsicht allein nicht gewonnen werden könne. Und Offenbarung setze Enthaltsamkeit voraus, um göttliches Gewahrwerden im innersten Innern (lat. interior intimo meo) des Menschen zu ermöglichen. Augustins griff auf wesentliche philosophische Thesen des griechischen Philosophen Platon (*427 - †347 v. Chr.) zurück, modifizierte jedoch wichtige Elemente wie die Idee vom Absoluten oder den Dualismus von Geist und Materie, der sich im Menschen in der spannungsvollen Einheit von Leib und Seele ausdrückt.

Seine Theologie beeinflusste die Lehre der katholischen Kirche ebenso wie im 16. Jahrhundert die Reformatoren Martin Luther (*1483 - †1546) und Johannes Calvin (*1509 - †1564). In der orthodoxen Kirche wurden seine Lehren dagegen, nachdem sie im 14. Jahrhundert auch in Konstantinopel bekannt wurden, großenteils abgelehnt.

Politisch sah Augustinus den Staat mit seiner Ordnung als notwendig an und trat für eine Trennung von Staat und Kirche ein. In seinem Spätwerk „De civitate die" (lat. „Vom Gottesstaat") interpretierte er die Geschichte der Menschheit als den Kampf zwischen dem irdischen Staat „civitas terrena" – dem irdischen Staat – und der „civitas dei" – dem Gottestaat, wobei im irdischen Staat die Selbstliebe, im himmlischen dagegen die Liebe Gottes wirke.

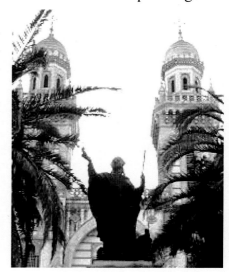
Augustinus und Kathedrale in Hippo

[6] *Die Konsuln* waren die zwei höchsten Beamten im antiken Rom zur Zeit der Republik (von 509 bis 31 v. Chr.). Ihre reguläre Amtszeit betrug zwei Jahre. Sie wurden aus Patrizierfamilien und seit dem 4. Jh. v. Chr. auch aus plebejischen Senatsfamilien gewählt. Die Konsuln waren höchste Richter, Versammlungsleiter der Senatssitzungen, oberste Heerführer und vertraten staatspolitisch die Stadt Rom. Durch das von Oktavian etablierte Principat verlor das Konsulat jedoch zusehends an Bedeutung und wurde zum stadtrömischen Ehrenamt, da die Kaiser auch das Konsulatsamt bekleideten (siehe auch Endnoten 7, 12 und 57).

[7] *Rom* (ital. *Roma*) ist die am Tiber gelegene Hauptstadt Italiens. Sie zählt circa 2,6 Mio. Einwohner im Stadtgebiet, bzw. 3,5 Mio. Einwohner im Großraum. Innerhalb der Stadt liegt der unabhängige Staat der Vatikanstadt, Sitz des Papstes, dem Oberhauptes der katholischen Kirche. Außerdem ist Rom auch der Sitz des Malteser Ritterordens, ein eigenständiges, jedoch nichtstaatliches Völkerrechtssubjekt. Somit kann Rom als dreifache Hauptstadt gelten.
Nach der Gründungssage wurde Rom am 21. April 753. v. Chr. von Romulus gegründet, der später seinen Zwillingsbruder Remus tötete. Die Sage beschreibt sie als Kinder des Mars und einer Vestalin (lat. Priesterin der Gottheit Vesta), die auf dem Tiber ausgesetzt, von einer Wölfin gesäugt und von den Hirten „Faustulus" am Palatin gefunden und aufgezogen wurden.

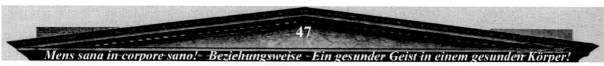
Mens sana in corpore sano! – Beziehungsweise – Ein gesunder Geist in einem gesunden Körper!

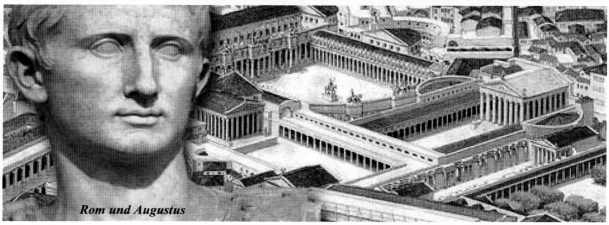
Rom und Augustus

Das Gründungsdatum ist der Beginn der Zeitskala des Römischen Kalenders – latainisch. „ab urbe condita", bzw. abgekürzt *a.u.c.* – zu deutsch *„von der Gründung der Stadt (Rom) an"* – wobei in die Zahl 0 bis ins Mittelalter unbekannt war und es somit das Jahr 0 nicht gibt.

Die Zusammenfassung einzelner Siedlungen zu einem Gemeinwesen könnte sich um das legendäre Gründungsdatum herum auf den sprichwörtlichen sieben Hügel Roms entwickelt haben. Diese sind Palatin, Aventin, Kapitol, Quirinal, Viminal, Esquilin und Caelius.

Im Altertum war Rom bis zur Vertreibung des letzten etruskischen Königs Tarquinius Superbus ein Königreich, wurde dann eine wehrhafte Republik, die sich durch Eroberungen ständig erweiterte. Um die Zeitenwende dehnte es sich unter den römischen Kaisern zum Römischen Weltreich, dem „Imperium Romanum" aus, von dem viele Bauten bis heute ein beeindruckendes Zeugnis ablegen: So zum Beispiel das Kolosseum, das Forum Romanum, die Tranjanssäule, das Pantheon und die Engelsburg, aber auch das Grabmal des Eurysaces an der Porta Maggiore, sowie der Tempel der Minerva Medica.

Nach dem Untergang des Weströmischen Reiches in der Zeit der Völkerwanderungen im 5. Jahrhundert wurden die staatspolitischen Ordnungsfunktionen mehr und mehr vom Papsttum ausgeübt. Neue Bedeutung erlangte Rom, das im Mittelalter nur noch etwa 20.000 Einwohner zählte, als Hauptstadt des Kirchenstaates, dem „Patrimonium Petri" und als bedeutendster Wallfahrtsort des Christentums neben Jerusalem und Santiago de Compostela. Neuen Glanz verlieh im Jahr 800 n. Chr. Karl der Große (*748 - †814), der sich durch Papst Leo III. (Papst von 795 bis 816) zum Kaiser des „Heiligen Römischen Reiches" krönen ließ. Die Gräber der nach dem Brand Roms unter Kaiser Nero im Jahre 64 n. Chr. hingerichteten Apostel Simon Petrus und Paulus sowie unzählige andere Reliquien verhießen ab 1300 in den Heiligen Jahren, den Pilgern außergewöhnliche Gnaden und Ablässe.

In christlicher Zeit sind viele bedeutende Bauten entstanden, wie zum Beispiel die so genannten vier Patriarchalbasiliken: Sankt Paul vor den Mauern über dem Grab des heiligen Apostel Paulus aus dem 4. Jahrhundert, der Lateran, der ebenfalls im 4. Jahrhundert. erbaut wurde, Santa Maria Maggiore aus dem 5. Jahrhundert. und vor allem der Petersdom, der seine heutige Form in der Renaissance und der Barockzeit im 16. Jahrhundert erhielt.

Insgesamt bekam die Stadt in der Renaissance und im Barock ein neues Gepräge, das hauptsächlich von Kirchen bestimmt wurde, aber auch von neuen Straßenzügen mit Sichtachsen auf Obelisken, Palästen und Plätzen mit Brunnen. In diesem Zustand ist Rom bis heute verblieben, weshalb die römische Altstadt neben dem Vatikan eines der beiden Weltkulturerben in von Rom darstellt.

Nach dem Ende des Kirchenstaates wurde Rom 1871 die Hauptstadt des neuen Italien. Unter Mussolini wurden die Differenzen zwischen Staat und Kirche 1929 durch die Lateranverträge mit dem Heiligen Stuhl beendet und der unabhängige Staat der Vatikanstadt begründet. 1946 verließ König Emanuele III. das Land, und Italien wurde durch Volksabstimmung Republik.

[8] Der Begriff der *Achillesferse* stammt aus der griechischen Mythologie: Die Ferse war die einzige Stelle, an welcher der Sagenheld Achilleus verwundbar war. Als Sohn eines menschlichen Vaters und einer göttlichen Mutter, der Meeresgöttin Thetis, war Achilleus sterblich. Thetis versuchte aber, ihn zumindest unverwundbar zu machen, und tauchte ihn in den Styx, den Fluss, der die Unterwelt von der Oberwelt trennt. Die Stelle an der Ferse, an der sie Achilleus mit der Hand hielt, blieb jedoch vom Wasser des Flusses unbenetzt, und wurde so zur einzigen verwundbaren Stelle.
In den bekanntesten Versionen über Achilleus´ Tod wurde er vom Gott Apollon selbst oder von einem Pfeil des Paris, der von Apollon gelenkt wurde, in die verwundbare Achillesferse getroffen. Der Begriff wird auch als Metapher verwendet und bezeichnet eine verwundbare Stelle eines Systems, einer Taktik oder auch eine ausgeprägte Schwäche einer Person.

[9] *Marcus Antonius* (um *83 in Rom - †30 v. Chr. in Alexandria) auch kurz Antonius genannt, war nach dem Tod des Julius Ceasars zeitweilig mächtigster Staatsmann im römischen Reich. Er wuchs im Milieu der plebeischen Nobilität auf und diente später unter Julius Caesar (*100 - †44 v. Chr.) in Gallien. Aufgrund seiner Unterstützung im Bürgerkrieg als Volkstribun verleih ihm Caesar 49 v. Chr. die Proprätur, und ab 44 v. Chr. bekleidete er zusammen mit Caesar das Konsulat. Nach Caesars Tod bildete er ab 43 v. Chr. zusammen mit Oktavian und Lepidus das 2. Triumvirat. Sie errangen 42 v. Chr. bei Philippi (im heutigen Nordostgriechenland) den Sieg über die Cäsar-Mörder Brutus und Cassius. Danach wurde Antonius die östliche Hälfte des Reiches überlassen. Er war nach Caesars Tod einer der Geliebten der ägyptischen Königin Kleopatra, und sie hatten drei Kinder: Alexander Helios (*40 - †30 v. Chr.), Kleopatra Selene (*40 v. Chr. - †6 n. Chr.) und Ptolemäus Philadelphus (*36 v. Chr. - †12 v. Chr.). Im Jahr 31 v. Chr. unterlag er in der Schlacht bei Actium seinem Schwager und Rivalen Oktavian. Und als dieser 30 v. Chr. Ägypten als Provinz annektierte, starben Antonius und Kleopatra den Feitod (siehe auch Endnoten 6, 7, 10, 12 und 122).

[10] *Kleopatra VII.* (wohl *69 in Alexandria - †30 v. Chr. in Alexandria) war die letzte ägyptische Königin und Pharaonin aus der Königsdynastie der Ptolemäer. Ihr Name leitet sich aus zwei griechischen Wörten ab und bedeutet „*Ruhm ihres Vaters*". Nach dem Tod ihres Vaters,

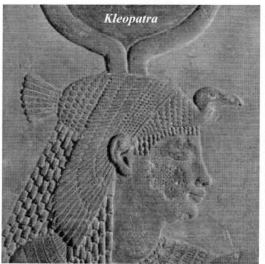
Kleopatra

Ptolemaios XII. von Ägypten, bestieg sie 51 v. Chr. den Thron. Von 49 bis 47 v. Chr. schwelte jedoch ein Machtkampf zwischen ihr und ihrem älteren Bruder Ptolemaios XIII. von Ägypten, der sie aus Residenzstadt Alexandria vertrieb. Sie soll sich aus Angst vor der Armee ihres älteren Bruders in einen Teppich eingerollt und so unentdeckt zu Julius Cäsar getragen lassen haben. Dieser war 48 v. Chr. in Alexandria gelandet, um eine Besetzung Ägyptens durch seinen Rivalen Gnaeus Pompeius Magnus (*106 - †48 v. Chr.) zu verhindern. Caesar war über ihre List so beeindruckt und amüsiert, dass er für sie Partei ergriff und ihre Alleinherrschaft durch die Entmachtung ihres Bruders ermöglichte.
Kleopatra solidarisierte sich auch intim mit Caesar,

wurde seine Frau und konnte so ihre Machtstellung ausbauen. Sie gebar ihm einen Sohn, dem sie den Namen „*Caesarion*" (griechisch: „Sohn des Caesars") gaben. Allerdings weigerte sich Cäsar später, Caesarion (*47 - †30 v. Chr.) zu seinem Erben zu machen und setzte stattdessen seinen adoptierten Großneffen Oktavian als Erben ein.

Nachdem Kleopatra schon 41 v. Chr. eine politische Allianz mit Marcus Antonius geschlossen hatte, heiratete sie ihn schließlich um 37 v. Chr. Dieser regiere zu dieser Zeit die östlichen Mittelmeerregionen des römischen Reiches während Caesars Erbe und Adoptivsohn Oktavian durch den Vertrag von Brindisi seit 36 v. Chr. die westlichen Teile des römischen Imperiums beherrschte. Der Machtkampf um die Vorherrschaft zwischen ihnen führte schließlich in der Seeschlacht von Actium 31 v. Chr. zur Niederlage der ägyptisch-römischen Seestreitmacht von Antonius und Kleopatra gegenüber der römischen Flotte des Oktavian. Damit war ihre Ambition eines unabhängigen ägyptischen Königreiches unter römischer Protektion mit Hilfe von Marcus Antonius nicht mehr zu verwirklichen. Als Ägypten 30 v. Chr. durch Oktavian annektiert wurde, starben Kleopatra und Marcus Antonius den Freitod (siehe auch Endnoten 9, 12, 123, und 137).

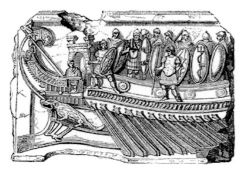

[11] Durch die Seeschlacht bei *Actium* (vor der heutigen Küste Mazedoniens) und der Aufgabe des Landheeres des Marcus Antonius hatte sich Oktavian 31 v. Chr. gegen ihn machtpolitisch im römischen Imperium durchgesetzt und die Voraussetzung für seine alleinige Regierung in Form des Principats geschaffen (siehe auch Endnoten 7, 9, 10, 12 und 57).

[12] Kaiser *Augustus* (*63 v. Chr. - †14 n. Chr. in Rom) setzte sich nach den Bürgerkriegen, die der Ermordung *Julius Ceasars* ab 44 v. Chr. folgten, als adoptierter Großneffe gegen alle Rivalen – und vor allem gegen Marcus Antonius – durch. Erst neunzehn Jahre alt, schaltete er mit überlegener Übersicht und strategischem bis hin zu kaltblütigem Kalkül Caesars Mörder sowie die republikanischen Gegener aus, um das testamentarische Erbe und politische Vermächtnis von Julius Caesar antreten zu können. Dadurch konnte er die Republik Roms in die Form des Principats umwandeln. Nachfolgend blieben zwar republikanische Ämter dem Namen nach für repräsentative Funktionen erhalten, wohingegen er sich zwar bescheiden als Princeps bezeichnete (lat. erster Bürger).

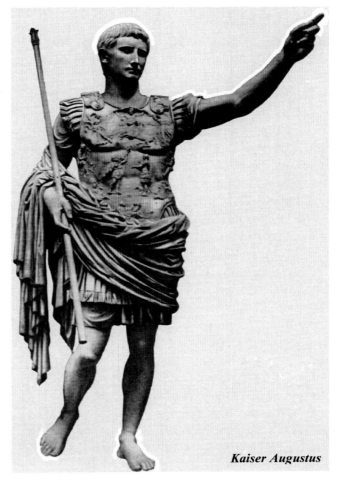

Kaiser Augustus

Faktisch regierte er jedoch wie ein Kaiser und war damit das maßgebende Regierungsorgan des Staates. Diesen führte er nach seinem Sieg über Antonius in der Seeschlacht von Actium im Jahr 31 v. Chr. in eine lange Friedenszeit, der so genannten „Pax Augusta".
Er erhielt vom Senat den Ehrennahmen „Augustus" mit der sinngemäßen Bedeutung „Erhabener". Sein eigentlicher Geburtsname war Gaius Octavius Thurinus. Nach seiner Adoption durch Julius Caesar nahm er dessen Namen Gaius Julius Caesar an. Zur besseren Unterscheidung wird er jedoch in der Zeit seines politischen Aufstiegs als Oktavian bezeichnet (siehe auch Endnoten 7, 9, 10, 11, 13 und 122).

[13] Der Begriff *Triumvir* leitet sich aus den lateinischen Worten „tres viri" ab – übersetzt „drei" und „Mann" – und bezeichnet historisch ein Bündnis von drei Personen, die gemeinsame Interessen verbinden.
Im Jahre 60 v. Chr. schlossen sich Gaius Julius Caesar Gnaeus Pompeius Magnus (*106 - †48 v. Chr.) und Marcus Licinus Crassus (*115/114 - †53 v. Chr.) zu einem inoffiziellen Bündnis zusammen, das später als 1. Triumvirat in die Geschichte einging. Es handelte sich gewissermaßen um einen Geheimbund mit dem Ziel, Aspiranten von wichtigen Ämtern fernzuhalten und auf diese Weise gemeinsame Interessen in der damaligen bürgerkriegsträchtigen Situation durchsetzten zu können.
Nach der Ermordung Caesars wurde 43 v. Chr. das 2. Triumvirat zwischen Octavian, Marcus Antonius und Marcus Aemelius Lepidus (*89 - †13 v. Chr.) auf fünf Jahre geschlossen, mit dem Zweck, die politischen und territorialen Errungenschaften von Julius Caesar machtpolitisch zu sichern und die Mörder Caesars – vor allem Brutus und Cassius – zu verfolgen. Im Jahr 37 v. Chr. wurde das Triumvirat um weitere fünf Jahre verlängert. Aber bereits ein Jahr später wurde Lepidus aus dem Triumvirat entfernt und der Machtkampf zwischen Octavian und Antonius nahm seinen Lauf (siehe auch Endnoten 7, 9, 10, 11, 12 und 122).

[14] Der griechische Philosoph *Protagoras* (*490 in Abdera/Thrakien, dem heutigen Nordostgriechenland - † 411 v. Chr. in Sizilien) zählt zu den bedeutendsten Philosophen der damals vorherrschenden Schule der Sophisten. Er lebte vorwiegend in Athen bis er später wegen seiner Lehren bei der Volksversammlung in Ungnade fiel und verbannt wurde.
Er lehrte, dass der Mensch zwar von Natur aus dazu strebe, eine Religion auszuüben und einer staatlichen Gemeinschaft anzugehören, jedoch sei die Art und Weise wie Religion und Staat gestaltet werden, dem Menschen selbst überlassen. Für Protagoras gab es keine allgemeingültige und verbindliche, sondern nur eine subjektive Wahrheit, da die Sinneswahrnehmung des Menschen relativ sei aufgrund der ständigen Veränderung seiner körperlichen Natur, die – wie jedwede Materie – immerzu vom Fluss der Veränderung begriffen sei.
Probleme der Logik untersuchte Protagoras in seiner Schrift „Die Kunst zu streiten". Wahrscheinlich war Protagoras einer der ersten, der den Dialog als Methode zur Wahrheitssuche verwendete, in dem zwei Diskussionspartner im Disput zwei entgegen gesetzte Ansichten verteidigen. Er prägte auch den berühmten Satz: *„Der Mensch ist das Maß aller Dinge, derer die sind, dass sie sind, und derer die nicht sind, dass sie nicht sind."*

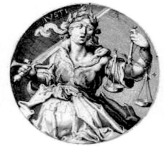

[15] Eine *Allegorie* ist eine personale oder gegenständliche Darstellung eines abstrakten Sachverhaltes und in der Rhetorik eine Stilfigur, die einen bildhaften Ausdruck für einen abstrakten Sachverhalt anwendet; also eine ausgeführte, über ein Einzelwort hinausgehende Metapher. Ein bekanntes Beispiel einer Allegorie wäre das häufig anzutreffende Bild der Justitia –

aus dem lateinischen übersetzt Gerechtigkeit – als eine Frau mit Augenbinde, die in der einen Hand eine Waagschale und in der anderen ein Schwert hält.

[16] „Honi soit qui mal y pense" ist eine im alten Französisch gehaltene geläufige Formulierung, die in der bekannten Übersetzung lautet: „Ein Schelm (ist), wer Schlechtes dabei denkt". Ursprünglich handelte es sich um die Aufschrift auf dem englischen Hosenbandorden. Der Ausspruch geht auf König Edward III. (König von 1307 bis 1377) von England zurück, der bei einem Ball seiner Geliebten Comtess of Salisbury ihr verlorenes Strumpfband mit diesem Ausspruch zurückgegeben haben soll. Der Sinnspruch wird heutzutage gebraucht (sowohl im Deutschen als auch im Englischen als auch in der französischen Originalversion), um eine peinliche Situation zu entkräften. Häufiger jedoch wird er verwandt, um eine Handlung zu beschreiben, die offensichtlich bzw. für jedermann sichtbar moralisch anstößig ist, deren Urheber aber seine wahren (anstößigen) Motive nicht zugeben will und durch Lippenbekenntnisse unschuldigere oder hehrere Absichten vorschiebt.

[17] Durch *Papst Gregor XIII.* (Papst von 1571 bis 1585) eingeführter Kalender, der in den meisten Ländern der Welt der Zeitrechnung zugrunde liegt und im Jahre 1582 den Julianischen Kalender ablöste. Nach diesem war die durchschnittliche Tagesdauer mit 11 Minuten und 14 Sekunden gegenüber der tatsächlichen zu lang. Dieser wiederum war durch Julius Caesar auf Grundlage des ägyptischen Sonnekalenders 46 v. Chr. anstelle des alten römischen Mond-Kalenders eingeführt worden.
Die Regeln des Gregorianischen Kalenders führen zu einer durchschnittlichen Jahreslänge von 365,2425 Tagen (siehe auch Endnote 122).

[18] Die römische Feldherrentracht bestand aus einer kurzen Tunika, einem hemdartigen an den Seiten genähten Stoff mit meist kurzen Ärmeln für die Arme, einem an der Schulter fixierten Mantel dem „paludamentum" sowie einem Brustpanzer aus Metall, der „lorica musculata". Dieser war, wie der lateinische Name andeutet, der anatomischen Form der Männerbrust nachmodelliert, oftmals reich verziert und nach unten von langen Lederbändern als Lendenschutz abgeschlossen.
Hohe Staatsbeamte oder Offizieren trugen normalerweise als Fußbekleidung „caligae", hohe dekorierte Stiefel (siehe auch Endnote 19).

[19] Das *paludamentum* war ein weiter aus Purpurstoffen hergestellter Mantel, der an der Schulter gefibelt und von Feldherren getragen wurde. Ebenfalls an der Schulter gefibelt, aber kleiner war die „Lacerna", die sich vor allem unter Reitern und in der zivilen Bevölkerung während der Kaiserzeit verbreitete und die charakteristische Toga als eher unpraktisches Bekleidungsstück verdrängte (siehe auch Endnote 18).

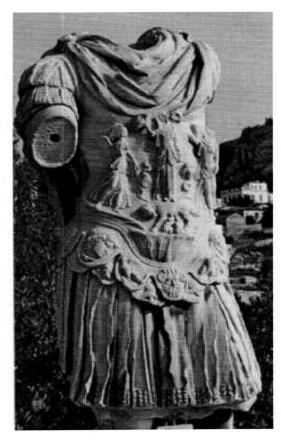

lorica musculata

²⁰ Zur typischen Grundbewaffnung in der römischen Armee gehörte seit dem 3. Jh. v. Chr. der *gladius,* ein Kurzschwert iberischer Herkunft. Es war infolge seiner Schwerpunktverhältnisse mit einer 50 bis 60 cm langen Klinge als Hieb- und Stichwaffe gleichermaßen gut geeignet und wurde rechts am Gürtel getragen (siehe auch Endnoten 53).

²¹ Der Ausdruck *Bonvivant* wird im Theaterjargon für die Rolle des leichtlebigen, eleganten Mannes benutzt. In der Umgangssprache wirkt er dagegen heute eher etwas veraltet.

²² Der Begriff *Sanguiniker* beruht auf dem lateinischen Wort „sanguis" (lat. Blut). Unter einem Sanguniker versteht man einen „leichtblütigen" Menschen mit heiterem und lebhaftem Temperament. Maßgebend für die Charakterisierung der vier Temperamente Choleriker, Phlegmatiker, Sanguiniker und Melancholiker ist die von dem griechischen Arzt Hippokrates (*um 460 - † 375 v. Chr.) begründete „Viersäftelehre". Danach ist jedes Temperament besonders durch die Eigenschaften bestimmter Körpersäfte geprägt. So ist es beim Sanguiniker das Blut und beim Choleriker die Galle, die griechisch als „choles" bezeichnet wird. Beim Melancholiker wirkt die Schwarze Galle – in der griechischen Sprache steht „melos" für schwarz – und der Phlegmatiker wird durch das Wasser – griechisch übersetzt „phlegma" – geprägt. Diese „Körpersäfte" bestimmen auch mannigfaltige Mischtypen, da sich stets alle vier Temperamente im Menschen in unterschiedlicher Ausprägung entfalten. Heute wird die Entstehung der Charaktereigenschaften eines Menschen von der heutigen Persönlichkeitspsychologie weitaus differenzierter beurteilt (siehe auch Endnote 24).

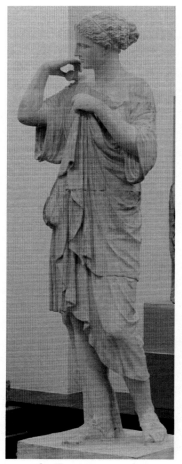

antike Frauengewandung

²³ Die *antike Frauenbekleidung* bestand in Rom zumeist aus einer „Tunika" welche, wie die Männertunika, aus einen hemdartig an Schultern und Seiten genähtem Stoff bestand. Anders als die Männertunika, war die Frauentunika weiter, reichte bis zum Boden und wurde an den Hüften gegürtet. Die freigeborene Römerin trug zudem die „stola", welche die Form einer Tunika beziehungsweise eines griechischen „chitons" mit Knopfärmeln hatte. Sie war auch das Kennzeichen der verheirateten Frau.
Als Mantel trugen die Frauen die „palla", einem dem griechischen „himation" vergleichbaren Mantel, der als Übergewand schräg über den Körper in diversen Variationen gewickelt wurde.

²⁴ Der Temperamentstypus *Choleriker* leitet sich aus dem griechischen Wort „chole" ab, das übersetzt das Organ Galle bezeichnet. Nach herkömmlichem Verständnis und ausgehend von der „Viersäftelehre" des Hippokrates fallen darunter insbesondere leicht erregbare, unausgeglichene und jähzornige Menschen, bei denen andererseits aber auch die positiven Qualitäten der Willensstärke und Furchtlosigkeit sehr ausgeprägt sind (siehe auch Endnote 22).

²⁵ Das Aussehen *römischer Villen* ist aus den Darstellungen der Fresken von Pompeji und Herculaneum recht eindeutig zu rekonstruieren, da die Lavamassen des im Jahre 79 n. Chr.

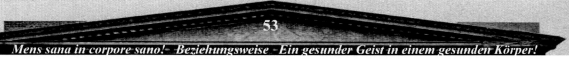

ausgebrochenen Vesuv die Häuser dieser Städte bis heute wie eine konservierende Schicht bedeckt hielten.

In der Regel schlossen an einem das ganze Bauwerk überragenden Mittelteil Wohngebäude an, die zur Gartenseite durch Säulenhallen geöffnet waren. Die Ecktrakte der Wohngebäude waren normalerweise nach vorne gezogen und schlossen einen Teil der Gartenanlage ein. Vorne befand sich oftmals ein halbrunder Pavillon. Die Grundidee solcher Anlagen lebte noch in den Schlössern der Barockzeit im 17. Jahrhundert nach.

Eine der größten Villen, in den Ausmaßen ihrer Gesamtanlage einer Kleinstadt vergleichbar, hat Kaiser Hadrian im 2. Jh. n. Chr. in der Ebene von Tivoli in der Nähe Roms errichtet.

[26] Die ursprünglich am weitesten verbreiteten Schriftstücke und Buchformen während der ganzen Antike bis ins Mittelalter waren die *Papyrusrollen*. Aus der Zeit um 3000 v. Chr. stammt der älteste Fund einer Papyrusrolle. Es wird vermutet, dass sich das Papyrus zur Zeit des Dichters Archilochos (ca. 680 - 640 v. Chr.) im 7. Jh. v. Chr. langsam als Schriftmaterial in Griechenland durchsetzte. Vor allem die Dichtung wurde auf Papyrusrollen geschrieben. Die ältesten Hinweise dazu fand man auf attischen Vasenbildern aus dem 6. und 5. Jh. v. Chr. Papyrus wurde durch den Handel mit Byblos in Phoenikien (Region der Küste von Libanon und Israel) erworben. Die Griechen leiteten davon das Wort „byblos" (griech. Buch) und biblíon, Bibel ab, das später in die deutsche Sprache übernommen wurde.

Papyrus wurde aus der ägyptischen Papyrospflanze hergestellt. Aus dem geschälten Mark des Stängels schnitt man dünne Streifen. Man legte Streifen nach ihrer Faserrichtung vertikal und horizontal übereinander, presste sie gegeneinander bis, das Blatt getrocknet und die Oberfläche poliert war. An ihren Enden leimte man sodann die Blätter zusammen, so dass eine Rolle entstand. Die Nahtstellen der Rollen von guter Qualität waren fast unsichtbar.

Eine Rolle reichte für recht lange Texte aus. Der griechische Dichter Homer (8. Jh. v. Chr.) konnte z.B. mit einer Rolle zwei kurze Bücher schreiben (siehe auch Endnote 119).

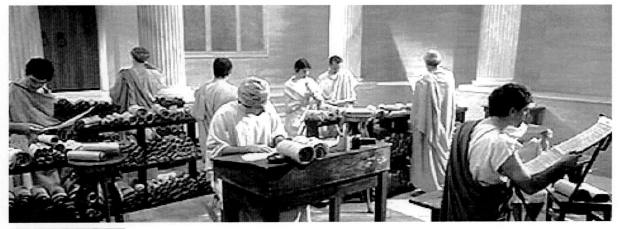

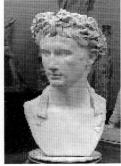

[27] Der *Lorbeerkranz* – heute sprichwörtlich ein Symbol für eine besondere Auszeichnung – wurde in der Antike vor allem von römischen Kaisern und Siegern sportlicher Spiele getragen. Die Herkunft des lateinischen Namens „laurus" für den aus Vorderasien stammenden Lorbeerbaum ist nicht eindeutig zu klären, doch erinnert der altgriechische Name „daphne" daran, dass sich die schöne Nymphe Daphne, Tochter des Flussgottes Peneois, in einen Lorbeerstrauch verwandelte, um den Nachstellungen des Gottes Apoll, zu entgehen. Dieser trug als Zeichen seines Kummers über seine tragische Liebe fortan einen Kranz aus Lorbeerzweigen.

[28] Siegesgöttin der griechischen Mythologie war die *Nike*. Sie wird im Allgemeinen als geflügelte Frauenfigur dargestellt. In der altchristlichen Kunst des frühen Mittelalters verwandelte man ihre Erscheinung oftmals in die einer Engelfigur. Bekannte Plastiken sind die spätklassische *Nike des Paionios* in Olympia und die im Louvre ausgestellte hellenistische *Nike von Samuthrake,* die um 190 v. Chr. als Denkmal für einen Seesieg errichtet wurde.

Der künstlerische Ausdruck der gegenläufigen Bewegungen von Körper und Wind mitsamt des von Gischt gepeitschten teilweise durchsichtigen Gewandes der Siegesgöttin akzentuiert eine von heroischem Pathos getragene Körperhaltung. Menschliche Schönheit wird in nicht wieder erreichter Natürlichkeit kraftvoll im Spiel des Gewandes mit den umgebenden Elementen Luft und Wasser ausdrückt (siehe auch Endnote 52).

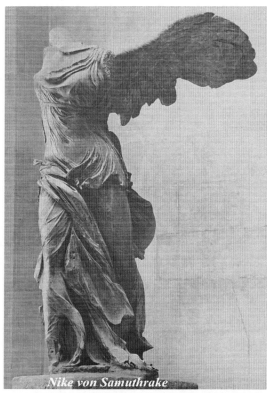
Nike von Samuthrake

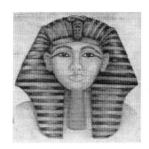

[29] Das *Nemes-Kopftuch* bestand aus einem rechteckigen Kopfstreifen aus plissiertem Leinen, den der König oder die Königin anstelle der Krone als Kopfschmuck tragen konnten. In der Regel trugen die Herrscherpersönlichkeiten unter dem Kopftuch mächtige Strähnenperücken. Eine authentische und sehr gut erhaltene Darstellung des Nemes-Kopftuches zeigt die Goldmaske des Tutanchamun, welcher kurze Zeit während der 18. Dynastie zwischen 1333 und 1324 v. Chr. Pharao war (siehe auch Endnote 39).

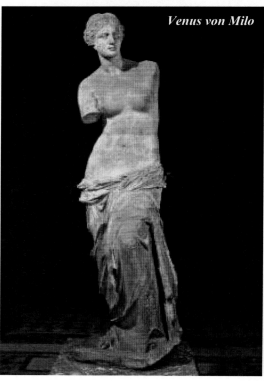
Venus von Milo

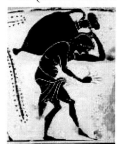

[30] Unter einer *Amphora* versteht man ein antikes griechisches Tongefäß, das normalerweise zwei Henkel aufwies und nach unten spitz zulief, um es für den Seetransport eignungsfähig zu machen. Amphoren wurden vor allem für den Transport oder zur Konservierung von Wein, Öl, Getreide und anderen Lebensmitteln verwandt. Oftmals waren sie kunstvoll bemalt. Entsprechend Form und Verwendungszweck gab es unterschiedliche Varianten, so unter anderem die voluminösere *Bauchamphora* und die nach oben hin schlankere *Halsamphora.* Vom Organismus abgeleitet sind auch die besonderen Merkmale. So werden beispielsweise die Öffnung als Mund und die Wülste als Lippen bezeichnet.

³¹ Die *Aphrodite von Melos* – romanisierend auch Venus von Milo genannt – ist wohl die berühmteste späthellenistische Plastik einer weiblichen Gottheit. Sie wurde etwa um 130 v. Chr. geschaffen, 1820 auf der Kykladeninsel Melos gefunden und ist seitdem im Louvre ausgestellt. Die Figur betont das charakteristische hellenistische Prinzip des Kontraposts, für den der griechische Bildhauer Lysipp im 5 Jh. v. Chr. wegbereitend wirkte.
Über dem Sockel mit Stand-, Spielbein und Gewanddraperie führt der Körper der Venus zwei gegenläufige Bewegungen mit dynamischer Windung aus: Den in sich etwas zurück gebogenen Oberkörper gegenüber dem noch vorne geneigten Schulterbereich. Die vermutlich ursprünglich ausgreifenden Arme und Hände, hielten wahrscheinlich ein Schild, in dem sich die Venus spiegelte (siehe auch Endnote 38).

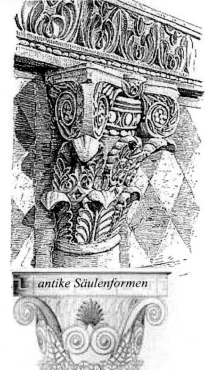

antike Säulenformen

³² Besonders verbreitet in der römischen Antike waren drei Säulenformen, die bis heute die klassischen Säulenordnungen ausmachen. Für die *Ionische* Form, dessen Ursprung im 6. Jh. v. Chr. im griechischen Kleinasien liegt, sind ausgeprägten Voluten am Kapitel und Kaneluren am Säulenschaft charakteristisches Merkmal.
Die *korinthische* Form zeichnet sich durch ein Kapitell in Form eines tiefen Korbes mit drei Kränzen aus Akanthusblättern und Kaneluren am Säulenschaft aus und ist im 4. Jh. v. Chr. durch orientalische Einflüsse bei Korinth entstanden.
Als typisch römisch gilt die *Komposit-Form,* welche in römischen Reich seit dem 1. Jh. n. Chr. durch eine Modifizierung der korinthischen Säulenordnung in der Architektur beliebt wurde. Das Kapitell wurde aus einem Kelch aus vier Akanthusblättern gebildet, die im oberen Bereich mit ionischen Voluten kombiniert wurden. Diese Ordnung wurde vor allem in der Renaissance wieder aufgegriffen.
Daneben gibt es seit dem 7. Jh. v. Chr. die dorische, welche auf dem griechischen Festland entstand.

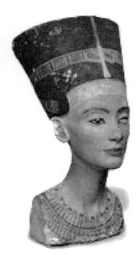

³³ Der Name der *Nofretete* – im englischen Sprachraum auch *Nefertiti* genannt – leitet sich aus dem ursprünglichen Wort „Nafteta" ab, was sinngemäß mit der Aussage *„Die Schöne ist gekommen."* übersetzt werden kann. Sie war ägyptische Königin und Hauptgemahlin Pharaos Amonephis IV. im 14 Jh. v. Chr. Herkunft und Abstammung der Nofretete sind bis heute ungewiss, doch sowohl der Name wie auch die Physiognomie ihrer berühmten Büste weisen darauf hin, dass sie eine Prinzessin aus dem außerägyptischen Raum war.
Die Büste der Nofretete wurde bei Ausgrabungen 1911 in Ägypten entdeckt und nach Berlin gebracht, wo sie heute im Ägyptischen Museum ausgestellt ist.
Sie ist mit einer Natürlichkeit und Feingliedrigkeit modelliert, die einzigartig in der antiken Kunstgeschichte ist (siehe auch Endnote 39).

Mens sana in corpore sano! - Beziehungsweise - Ein gesunder Geist in einem gesunden Körper!

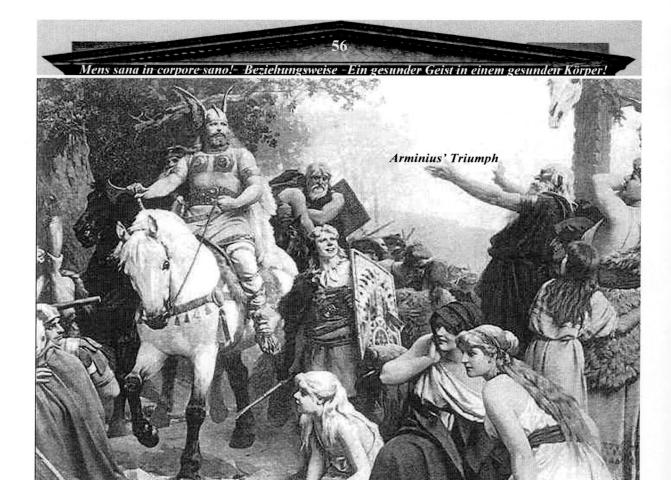

Arminius' Triumph

[34] Um die Zeitenwende begannen die Germanen Spangenhelme zu verwenden, die sie von dem indogermanischen Volk der Sarmaten aus dem südrussischen Raum übernommen hatten. Dieser Helmtypus bestand aus einem metallenen Stirnreif, auf dem 3 bis 6 Metallleisten angebracht waren, die in konischer Wölbung in eine Schädelplatte, Helmspitze oder Helmzapfen zusammenliefen. Zwischen den Leisten befanden sich Metallplatten (Segmente), die auch mit Silber- oder Bronzeblech plattiert sein konnten. Der Stirnreif besaß manchmal bogige Brauenausschnitte oder sogar einen Nasenschutz („Nasal"). Spangenhelme mit Nasal werden üblicherweise als Nasalhelm bezeichnet. Ältere Spangenhelme waren häufig mit Wangenklappen aus Metall oder auch Leder versehen, oftmals auch mit einem Nackenschutz aus Kettengeflecht. Im 7. Jh. n. Chr. war der Spangenhelm im mitteleuropäischen Raum zum üblichen Kopfschutz der Krieger geworden. Bereits im 1. und 2. Jh. n. Chr. war der nach oben spitz zulaufende Kegelhelm, die Urform des Spangenhelmes, unter den Sarmaten verbreitet, wie vor allem aus der Trajansäule in Rom zu erkennen ist.

Die *Germanen* ihrerseits waren diverse Völker mit ähnlicher Sprache, Kultur und Lebensgewohnheiten, die um die Zeitenwende in Nord- und Mitteleuropa lebten. Die germanischen Völker selbst bezeichneten sich nicht als Germanen und hatten auch kein besonderes Zusammengehörigkeitsgefühl.

Die Verwendung des Begriffs *Germanen* ist erstmals über den griechischen Geschichtsschreiber Poseidonius (*135 - †51 v. Chr.) überliefert worden. Bei seinem Treffen mit den Völkern Mitteleuropas hat er diesen Namen vermutlich durch akustische Wahrnehmung der Bezeichnung von irgendeinem Stamm der „Germanen" abgeleitet. So könnte der Name eines kleinen Volksstammes letztendlich auf eine ganze ethnische Volksgruppe übertragen worden sein. Eine Erklärung wäre auch die Bezeichnung als „Kermannen". Denn „Ker" steht als ein ca. 5000 Jahre altes Wort im Keltischen für „ackern" (den Boden bzw. die Scholle umwerfen).

Demnach ließe sich das Wort Germanen als „Ackermänner" übersetzen. Dokumentarisch gesichert und verbreitet hat den Namen jedoch Julius Caesar in seinem berühmten Werk „De bello gallico" (lat. der Gallische Krieg") 51 v. Chr., wobei der Begriff auf die rechtsrheinischen Völker übertragen wurde. Bis dahin wurden die Völker in Kelten, (für das westeuropäische Siedlungsgebiet) und Skythen (für das osteuropäische Sieldungsgebiet) eingeteilt. In dieser Zeit um 50 v. Chr. wurde erkannt, dass es sich bei den Germanen nicht um Kelten handelte, sondern um einen eigenen Volksstamm (siehe auch Endnoten 42, 43, 49 und 122).

[35] *Arminius (auch Hermann genannt) der Cherusker* (* ca. 17 v. Chr. – †19 n. Chr.) war ein germanischer Fürstensohn aus dem föderierten germanischen Stamm der Cherusker und diente als Ritter im römischen Heer. Er initiierte 9 n. Chr. einen Verrat, der zu einem bewaffneten Überfall germanischer Truppenteile der von Quinctilus Varus angeführten Legionen im Teutoburger Wald (im heutigen Niedersachsen) führte. Diese wurden von ihren eigenen Truppenteilen überrascht, welche die gleiche Ausrüstung hatten. Dies sollte eine Unterscheidung zwischen loyalen und aufständischen Truppenteilen und eine effektive Verteidigung unmöglich machen (eine Folgerung, die Historiker aus der Tatsache zogen, dass man lediglich Reste römischer Legionsausrüstungen beim Kalkriesen im Teutoburger Wald auffand).
Welche Motive Arminus, der zu Deutsch auch als Armin oder Hermann bezeichnet wird, für die Vernichtung der Legionen hatte, konnte bislang nicht aufgeklärt werden. Historisch bedeutsam war jedoch die Folge, dass Rom daraufhin auf die Besetzung der germanischen Gebiete zwischen Weser und Rhein verzichtete (siehe auch Endnote 34).

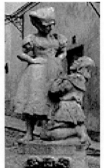

[36] Der saloppe und etwas abschätzige Ausdruck des *Pantoffelhelden* bezeichnet einen Mann, der nicht in der Lage ist, Verantwortung für seine Aufgaben zu übernehmen und zudem oft von seiner Ehefrau beherrscht wird.

[37] Der aus dem mittelhochdeutschen erhaltene Ausdruck *Flitterwochen* steht für die Zeit einer jungen Ehe, in der sich junge Paare lieben. Zurückführen kann man das Wort „Flitter" auf das mittelhochdeutsche Verb „vlittern", das so viel wie kichern, flüstern oder liebkosen bedeutete.

[38] *Venus* ist ursprünglich eine latinische Göttin der Vegetation und des Frühlings. Sie wurde daher besonders von Gärtnern und Winzern verehrt. Später wurde sie als Göttin der Liebe mit der griechischen Göttin Aphrodite identifiziert. Die Sage, dass der trojanische Held Aeneas der Sohn von ihr und des Trojaners Anchises war, wurde dahin erweitert, dass Aeneas nach der Zerstörung Trojas nach Latium auswanderte. In Rom wurde sie in alter Zeit besonders als „Murcia" die „Myrtenfreundin" („Myrtea") verehrt, später als Cloacina, Göttin der Lust, der Vergänglichkeit und des Todes (siehe auch Endnote 31).

[39] *Pharao* wird in der Bibel und wurde von den griechisch-römischen Schriftstellern der Herrscher Ägyptens genannt. Dies ist jedoch auf eine Fehlinterpretation des ägyptischen Wortes „Per aa" zurückzuführen, was man zwar wörtlich als „großes Haus" übersetzen kann, aber weder ein Herrschertitel noch – wie es in der Bibel verstanden wird – ein Eigenname, sondern vielmehr die Bezeichnung für einen Palast war. Im alten Ägypten war das „große Haus" zuständig für die Erhebung von Steuern von den kleineren *„Häusern"* wie Tempelländereien und privaten Landgütern.
In der Frühzeit (von circa 3000 bis 2655 v. Chr.) und im frühen Alten Reich (um 2655 bis 2260 v. Chr.) besaß der Pharao vermutlich einen göttlichen Status. In der 5. Königsdynastie trat offensichtlich ein Ideologiewandel ein. Der Pharao repräsentierte nur noch einen Sohn der

Götter; zum Gott wurde er erst wieder nach seinem Tod. Erst später versuchten einzelne Pharaonen wie Amenophis III. (Pharao von ca. 1392 bis 1354 v. Chr.) und Ramses II. (Pharao von ca. 1290 bis 1224 v. Chr.) sich wieder zu Lebzeiten als Gott verehren zu lassen (siehe auch Endnoten 29, 112 und 113).

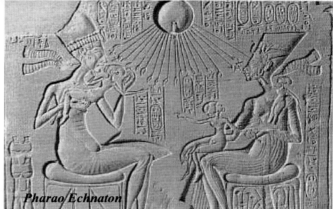
Pharao Echnaton

[40] *Servus* ist ein traditioneller, eher intimer Gruß im bairischen und österreichischen Sprachraum. Er kommt aus dem Lateinischen und bedeutet in der Kurzform *„Ich bin dein Diener"* oder *„zu Diensten"*. Wie auch *„Grüß Gott"* kann er als Begrüßung ebenso wie zur Verabschiedung verwendet werden. Der Gruß ist auch in Ungarn („Szervus"), Rumänien und Polen („Serwus") gebräuchlich. Auch der zeitgemäße Gruß *„Ciao"* stammt vom italienischen Wort „schiavo", das Sklave bedeutet.
Obwohl das *Servus* vor allem zwischen Freunden und guten Bekannten üblich ist, war es auch unter den Adeligen Altösterreichs, Böhmens und Bayerns in Gebrauch. In der Literatur kommt es daher oft vor, teilweise in interessanten Kombinationen von Briefanreden: *Sehr geehrter Herr Minister, servus lieber Freund* (siehe auch Endnote 95).

[41] Akute Rücken- und Kreuzschmerzen (Lumbaldgie bzw. Ischialgie) werden im Volksmund auch *Hexenschuss* genannt. Dieses Wort suggeriert, dass böse Geister oder Hexen aus dem Unsichtbaren einen Schuss gegen den Rücken abgefeuert hätten. Der Hexenschuss entspricht einer Fehlfunktion des geraden Bauchmuskels. Er ist deswegen so häufig, weil durch die häufige Sitzhaltung des modernen Menschen dieser Muskel oft stark verkürzt ist. Beim unverhofften Aufrichten aus gebückter Stellung kann der Bauchmuskel schlagartig derartig gereizt werden, dass blitzartig ein Schmerz einschießt, der als Hexenschuss bezeichnet wird. Das Schmerzgebiet entspricht dem Gegenspieler des geraden Bauchmuskels, dem großen Gesäßmuskel, der vom Kreuzbein über den seitlichen Oberschenkel zum Schienbein zieht.

[42] *„Gallia est omnis divisa in partes tres."* beziehungsweise *„Gesamtgallien ist in drei Teile gegliedert."* So beginnt *„De Bello Gallico"*, der *„Gallische Krieg"*, das berühmteste Werk von Julius Caesar über seinen Eroberungskrieg in Gallien (dem heutigen Frankreich), den er als Konsul zwischen 58 bis 51 v. Chr. geführt und erfolgreich mit der Eroberung Alesias (in Zentralfrankreich) besiegeln konnte.
Das Werk vermittelt vor allem einen Einblick in die Ereignisse der damaligen Zeit aus römischer Sicht. Dabei beschreibt Caesar nicht nur die Aufteilung Galliens und seine Feldzüge, sondern gibt auch Einblicke in die Lebenswelt und die Kultur der Gallier.
Wie weit aber Caesars Schilderungen über die Gesellschaft, die Gebräuche und die Religion der Gallier, auf eigener Erfahrung oder auf älteren Berichten beruhen, ist unter Historikern bislang umstritten. So setzt er beispielsweise die Götter der Kelten, entsprechend ihrer Attribute und Eigenschaften mit römischen Gottheiten gleich, was heute unhaltbar wäre.
Zu berücksichtigen ist in jedem Falle, dass der Zweck von Caesars Bericht über den Gallischen Krieg nicht die Beschreibung fremder Länder und Völker mit ihren Sitten und Gewohnheiten, sondern primär eine Rechtfertigungsfunktion gegenüber führenden Kreisen in Rom war. Denn die jahrelangen und oft verlustreichen Feldzüge in Gallien und Britannien,

wo er schon 54/53 v. Chr. Strafexpeditionen unternahm, forderten hohe Finanzmittel und nicht zuletzt auch viele politische Gegner und Kritiker heraus.

In Caesars Schilderungen wird deutlich, dass die Kelten in der Mitte des 1. Jh. v. Chr. einen Entwicklungsstand erreicht hatten, der dem der Hochkulturen der Mittelmeervölker schon sehr nahe kam.

Auch wenn die Kultur der Kelten und die Lehren der Druiden maßgeblich mündlich weitergegeben wurden, fand die griechische Schrift für administrative Zwecke bereits Verwendung.

Es gab viele, mit aufwendigen Mauerkonstruktionen, „murus gallicus", befestigte Städte, „Oppida", die Zentren des politischen und wirtschaftlichen Lebens waren. Die unbefestigten Einzelhöfe und Dörfer, die grundsätzlich in den Ebenen lagen, verfügten bereits über effizient organisierte landwirtschaftliche Nutzflächen und gute „Verkehrsanbindungen". Obwohl der Güteraustausch weitestgehend noch auf dem Tauschhandel beruhte, prägten die Kelten eigene Münzen – meist nach griechischen Vorbildern – und schafften so die Grundlage für eine Geldwirtschaft.

Historiker gehen von gewaltigen Zerstörungen in Gallien im Zuge des Gallischen Krieges aus. Etwa 800 Städte und Dörfer sollen vernichtet, über eine Million Menschen getötet und eine weitere Million in die Sklaverei verschleppt worden sein. Inwieweit den Zahlenangaben in Caesars Werk absolute Glaubwürdigkeit zukommt, ist allerdings sehr umstritten.

Wirtschaftlich erholte sich Gallien wahrscheinlich recht schnell von den Auswirkungen des Krieges. Die politischen und gesellschaftlichen Folgen waren dagegen tief greifender und nachhaltiger. Gallien, als Land eigenständiger keltischer Stämme, hatte nach 50 v. Chr. praktisch aufgehört zu existieren. Es wurde in Provinzen aufgeteilt und dem römischen Imperium einverleibt. Vercingetorix, Heerführer und Symbolfigur des gallischen Widerstandes, wurde nach seiner Kapitulation in Rom inhaftiert und später hingerichtet.

Der Krieg und die römische Besetzung bedeuteten aber nicht das sofortige Ende der städtischen Siedlungen in Gallien. Im Gegenteil, viele der keltischen Oppida wurden zunächst zu Keimzellen der Romanisierung. Später, gegen Ende des ersten Jahrhunderts v. Chr, wurden die meisten Oppida allerdings aufgegeben, da sie meist auf schlecht zugänglichen Anhöhen lagen und so nicht an das nun entstehende römische Wegenetz angebunden waren. Die keltischen Händler und Handwerker suchten den Anschluss an die römische Infrastruktur und wanderten in die Ebenen ab, wo neue Städte und Siedlungen entstanden. Die gallische Führungsschicht zog sich auf ihre ländlichen Besitzungen zurück, die immer mehr nach römischer Art der „villa rustica" (lat. Gutshof) verwaltet wurden. Durch Geschenke und die Vergabe von Ämtern verlockt, passte sich die gallische Aristokratie sehr schnell der römischen Lebensart an. Die Angehörigen der unteren Schichten dagegen bewahrten viele ihrer keltischen Traditionen noch wesentlich länger und trugen damit zu einer eigenständigen Entwicklung der gallo-römischen Kultur bei, welche die Provinzen Galliens bis in der Zeit der Völkerwanderung im 5. Jh. n. Chr. prägte (siehe auch Endnoten 7, 95 und 122).

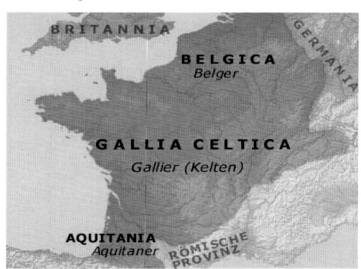

⁴³ In antiken Griechenland war die Sammelbezeichnung *Barbaren* für alle Nichtgriechen bestimmt, also für Völker, die nicht Griechisch sprachen und auch nicht die olympischen Götter verehrten. Im antiken Rom übernahm man die Bezeichnung Barbar dann für alle Menschen ohne die klassische, griechisch-römische Bildung.
Diese hatte auch in Rom einen hohen Stellenwert. In römischen Familien waren Griechen oftmals als Hauslehrer beschäftigt, und die griechische Philosophie und Bildung wurde auch im Römischen Reich hoch geehrt, auch wenn man nicht immer nach ihren Idealen handelte. Für Menschen aus anderen Kulturkreisen verwendete man dagegen die Pauschalbezeichnung *Barbaren*. Insofern galt es eine grobe Beleidigung, einen Bürger von Rom einen Barbar zu nennen.
Heute gilt die Bezeichnung Barbar hauptsächlich für grobes, unzivilisiertes und kulturloses Verhalten. Relativ ähnlich verwendet wird die Bezeichnung Wandale (siehe auch Endnoten 34 und 49).

⁴⁴ Aus der Bekleidung der Germanen in Nordeuropa und den Partnern in Vorderasien übernahmen die römischen Soldaten im 1 Jh. n. Chr. und im 3. Jh. n. Chr. auch die zivile männliche Bevölkerung die *Hose*, die lange als Inbegriff des Barbarentums galt. Die im Heer gebräuchliche eng anliegende „bracae", (lat. Hose) war knielang und wurde zunächst aus Leder und später aus Leinen hergestellt und in der Regel durch einen Gürtel gehalten (siehe auch Endnoten 34, 43 und 53).

⁴⁵ „*(Das ist) Jacke wie Hose*" ist eine Redewendung, die aus dem 17. Jahrhundert stammt. Damals ging man dazu über, Jacke und Hose aus dem gleichen Stoff zu schneidern. Zwischen beiden Kleidungsstücken bestand, vom Stoff aus gesehen, kein Unterschied mehr – ob es Jacke oder Hose, das war und ist also völlig egal (siehe auch Endnote 44).

⁴⁶ Abwertende umgangssprachliche Wendung, die von der besonderen Reaktion der *Mimose* auf mechanische Reize herrührt. Als „Mimose" wird daher im übertragenen Sinn ein überempfindlicher Mensch verstanden.
Die Pfanze *Mimose* (lat. „Mimosa pudica") gehört zur Familie der „Leguminosae", den Schmetterlingsblühern. Mimosen sind im (sub-)tropischen Teil des amerikanischen Kontinents heimisch und weltweit mit ca. 500 Arten verbreitet. Schon im Frühjahr erscheinen die rosa bis lila gefärbten, kleinen, runden bis leicht länglichen Blütenstände, die von der Form her entfernt an Pusteblumen erinnern. Die Mimose blüht bis in den Herbst hinein.
Sie zeigt besondere Reaktion auf mechanische Reize. Bei Berührung klappen die länglichovalen und paarig angeordneten Fiederblätter innerhalb etwa einer Sekunde zusammen. Nach ungefähr einer halben Stunde bewegt sich das ganze Blatt allmählich wieder in die ursprüngliche Position zurück, und auch die Fiederblätter klappen wieder auf. Die zusammengeklappte Position wird auch nachts gewissermaßen als „Schlafstellung" eingenommen.

⁴⁷ Das *stille Kämmerlein* geht auf ein Wort von Jesus Christus zurück, der damit eine öffentlich zur Schau getragene Frömmigkeit ablehnte und Besinnung in der Stille nahe legte. So heißt es im Matthäus Evangelium in Kapitel 6, Vers 5 und 6: „*Und wenn ihr betet, sollt ihr nicht sein wie die Heuchler, die gern in den Synagogen und an den Straßenecken stehen und beten, damit sie von den Leuten gesehen werden. Wahrlich, ich sage euch: Sie haben ihren Lohn schon gehabt. Wenn du aber betest, so geh in dein Kämmerlein und schließ die Tür zu und bete zu deinem Vater, der im Verborgenen ist; und dein Vater, der in das Verborgene sieht, wird dir's vergelten.*" Damals wie heute ist der Ausdruck ein Symbol für einen ruhigen

Ort, der zur Konzentration und Besinnung geeignet und bestimmt ist.

[48] Als Fußbekleidung in der römischen Antike dienten zumeist die „sandalia", die ledernen *Sandalen* – das deutsche Wort ist aus einer Übernahme des lateinischen Begriffs entstanden. Die Sandalen wurden normalerweise mit Lederriemen geschnürt und waren bei den Legionären an der Sohle benagelt. Nicht selten wurden auch geschnürte, die Knöchel umschließende Fersenschuhe, die „calcei" benutzt. Soldatenstiefel wurden „caligae" genannt, wobei die der Feldherren trugen zumeist höher und dekoriert waren (siehe auch Endnoten 18 und 53).

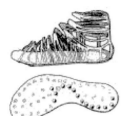

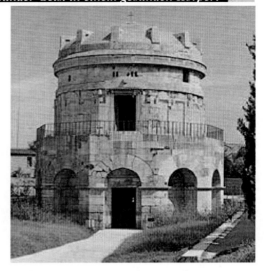

großes „stilles Kämmerlein" und Grabmal Theoderichs des Großen, Ravenna

[49] Die *Wandalen* waren ein ostgermanischer mit den Goten verwandter Stamm, der im 5. Jh. n. Chr. in das römische Reich eindrang und Wandelenreiche in Spanien und Nordafrika errichtete. Verwandt mit dem Begriff Wandalen ist „Andalusien", die heutige südspanische Region, die im 5. und 6. Jh. Zentrum ihres Reiches war. Die Plünderung Roms 455 n. Chr. durch die Wandelen und den germanischen Stamm der Alanen unter Anführung des Königs Geiserich (ca. *389 bis †477 n. Chr.) hat sicherlich den Ausdruck des Wandalismus geprägt – heute ein Synonym für sinnlose Zerstörungswut (siehe auch Endnoten 34 und 43).

Triumphzug

[50] Durch den *Triumphzug* wurde in der römischen Geschichte der Senat der Stadt Rom geehrt, der Feldherr zum Imperator, Träger der militärischen Gewalt ausgerufen und dem Jupiter auf dem *Kapitol* ein Opfer gebracht. Der Triumpfzug wurde nach festgelegten Regeln durchgeführt. Er nahm seinen Beginn auf dem Marsfeld (lat. campus martius), führte über das Forum Romanum und endete auf dem Kapitol. Er wurde von den Senatoren angeführt, dem die Liktoren mit ihren lorbeerumwundenen Rutenbündeln

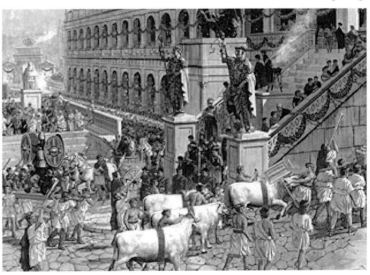

(lat. fasces) und der Feldherr in seiner Quadriga folgten. Den Abschluss bildete das Heer mit seiner Kriegsbeute, die dem Volke feierlich präsentiert wurde. Am Jupitertempel zum Kapitol angelangt, brachte der Feldherr als Dank für seinen Sieg dem Jupiter ein Opfer und empfing den Triumph des Senats. Später behielten sich die ausschließlich die Kaiser dieses Recht der Ehrung vor. Die provisorischen lorbeerdekorierten Bögen, die der Triumphzug passierte, wurden später in kaiserlicher Zeit das Vorbild für monumentale Triumphbögen (siehe auch Endnoten 7, 51 und 57).

Mens sana in corpore sano! – Beziehungsweise – Ein gesunder Geist in einem gesunden Körper!

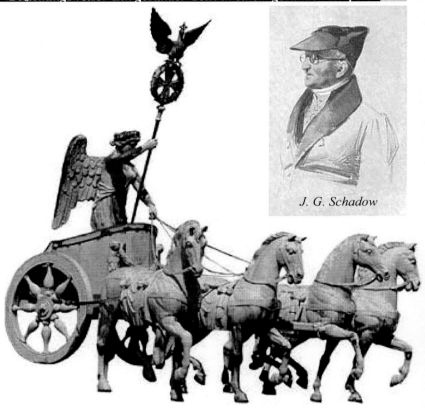

J. G. Schadow

[51] *Kapitol* ist die kurze Namensform des kapitolinischen Hügels, eines der sieben Hügel (Palatin, Aventin, Capitol, Qurinal, Viminal, Esquelin und Caelius), auf denen das antike Rom erbaut war. Auf dem Kapitol befand sich im Jupitertempel das Hauptheiligtum des antiken Rom, wo auch der Triumphzug seinen Abschuss mit einem Jupiteropfer durch den Feldherrn fand (siehe auch Endnoten 7 und 50).

[52] Mit dem lateinischen Wort *Quadriga* bezeichnet man einen mit vier Pferden geschurrten zweirädrigen Streit-Wagen, der im Altertum als Kriegsfahrzeug sowie bei Wagenrennen eingesetzt wurde. Im alten Rom wurde die Quadriga beim Einzug eines triumphierend zurückkehrenden Feldherrn verwendet. Diese heroische Symbolik des Triumphes wurde oft als Motiv für die die plastischen Quadrigen übernommen, die vor allem monumentale Bauwerke bekrönen.
Ein berühmtes Beispiel ist die Quadriga des Brandenburger Tors in Berlin, die vom neoklassizistischen Bildhauer Johann Gottfried Schadow (*1764 - †1850) im Jahre 1789 entworfen wurde. Wie bei den meisten Quadrigen lenkt auch hier die Siegesgöttin Victoria – sie entspricht der griechischen Siegesgöttin Nike – das Gespann (siehe auch Endnoten 28 und 154).

[53] In der römischen Geschichte wird unter *Legionär* ein rangniedriger Soldat verstanden. Das Wort ist aus dem lateinischen Wort „legio" abgeleitet, das eine Heereseinheit war. Ein konsularisches Heer bzw. eine Armee bis zur Zeit des Principats bestand aus mindestens zwei Legionen und Hilfstruppen. Ein volle Legion umfasste damit etwa 4800 Mann schwere Infanterie, 120 Kavalleristen, 500 Mann Führungs- und Funktionspersonal, etwa 1000 Hilfskräfte wie Burschen und Tragtiertreiber, zusammen also etwa 6500 Menschen mit 1200 Reit-, Zug- und Tragtieren.
Bei den Legionären unterschied man die „miles gregarius" (lat. einfache Legionäre) von den „immunes". Letztere waren als spezialisierte Soldaten zur Verrichtung von Sonderaufgaben (Sanitätsdienst, Landvermessung, Schreibtätigkeiten u. ä.) verpflichtet und damit von bestimmten einfachen oder schweren Arbeiten befreit.
Römische Legionäre waren als Berufssoldaten in der Regel zu einer Dienstzeit von 25 Jahren verpflichtet. Voraussetzung für die Aufnahme in die Armee war das römische Bürgerrecht, das jedoch mit der Ausweitung des Imperiums und Heerwesens ab dem 1. Jh. n. Chr. in großzügiger Weise in den eroberten Provinzen vergeben wurde.

Die Legionäre erhielten einen Sold, der teilweise ausgezahlt und teilweise bis zur Entlassung in der Einheitenkasse aufbewahrt wurde. Daneben wurde jedem Soldaten täglich eine Nahrungsration zugeteilt, für deren Zubereitung die Soldaten selber verantwortlich waren. Zu verschiedenen Anlässen (z.B. Feiertagen) und häufig auch bei Amtsantritt eines neuen Kaisers erhielten die Soldaten von diesem ein Geldgeschenk, ein so genanntes „donativum". Dieses konnte deutlich höher liegen als der jährliche Sold. Damit konnte sich der Legionär vor allem die Anschaffung und Pflege der Ausrüstung, den Beitrag für die Sterbekasse und gelegentliche Ausgänge finanzieren.

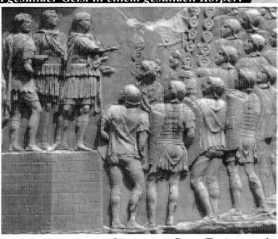

Legionäre, Rom, Trajanssäule

Zur Grundausrüstung gehörten der „gladius" (ein Kurzschwert), das große rechteckige „scutum" (ein Schild), das „pilum" (eine Lanze), die „galea" (ein Helm mit Nackenschutz), das „cingulum" (ein Gürtel mit Lendenschutz), sowie die „tunica" (ein hemdartiges Gewand) sowie die „caligae" (Schuhe mit benagelten Sohlen. – Siehe auch Endnoten 20 und 48).

[54] Die alltägliche Redensart *„zum Halse heraushängen"* ist biblischen Ursprungs und geht auf das 4. Buch Mose (Kapitel 11, Verse 11ff.) zurück. Als Mose sein Volk aus der ägyptischen Knechtschaft in das gelobte Land führte, litt das Volk in der Wüste Hunger und murrte. Moses wandte sich zu Gott und klagte ihm das Leid seines Volkes. Gott lies daraufhin Wachteln in unbegrenzter Zahl vom Meer heranspülen, und es gab Fleisch in ungeahnter Menge wie es Gott zuvor zu Moses gesagt hatte (Vers 18 bis 20): *„...Darum wird euch der Herr Fleisch zu essen geben, nicht nur einen Tag, nicht zwei, nicht fünf, nicht zehn, nicht zwanzig Tage lang, sondern einen Monat lang, bis ihr's nicht mehr riechen könnt und es euch zum Ekel wird."* Anstelle der Worte *„bis es euch zum Ekel wird"* findet sich in einigen Übersetzungen die zur Redensart gewordene Formulierung *„bis es euch zudem Halse heraushängt."*

[55] *„Tamtam (um etwas machen)"* soll lautmalerisch eine übermäßige Aufregung oder viel Wirbel (um nichts) ausdrücken. Oftmals wird damit der Appell verbunden, sich zu beruhigen, wie etwa: *„Nun mach doch nicht so ein Tamtam!"* Das Wort ist über Frankreich in den deutschsprachigen Raum gelangt, denn seit dem 18. Jahrhundert benutzten die Franzosen zunächst diese wortmalerische Beschreibung für Lärm oder Rummel. Damals besaß Frankreich Kolonien in Indien, und wahrscheinlich war *Tamtam* eine Anspielung auf den Klang der indischen Eingeborenentrommel.

[56] *„Nassauern"* meint, sich unauffällig auf Kosten anderer zu verköstigen. Das Verb spielt auf das ehemalige Herzogtum Nassau in Westfalen an.
Das noch junge Herzogtum Nassau hatte im 19. Jahrhundert keine eigene Universität. Wollte ein nassauischer Gymnasialabsolvent nicht im „Ausland" also in Hessen oder sonst wo in Deutschland studieren, blieb ihm für ihn nur die „Hohe Schule" von Herborn. Diese besaß jedoch kein Promotionsrecht. Um nassauischen Studenten ein vollwertiges „inländisches" Studium zu ermöglichen, schloß Herzog Wilhelm von Nassau am 28. Oktober 1817 einen Staatsvertrag mit dem Königreich Hannover, wonach die Königlich Hannoversche Georg-August-Universität zu Göttingen zur Nassauischen Landesuniversität wurde. Als Anreiz zur Aufnahme des Studiums im immerhin über 300 Kilometer entfernten Göttingen gewährte der

Herzog seinen Studenten Stipendien in Form eines „Freitisches", einer kostenlosen Verköstigung. Die Stipendiaten konnten also bei einem Göttinger Wirt, mit dem die herzogliche Regierung einen entsprechenden Vertrag abgeschlossen hatte, umsonst essen. Blieb ein Nassauer Student dem Freitisch fern, fand sich schnell ein fremder, unbefugter, der sich als Nassauer ausgab und das Mahl einnahm. Auf diese Weise entstanden hier die studentischen Ausdrücke „nassauern" und „Nassauer". Diese Begriffe sind also auf ungebetene Gäste zu beziehen, die auf Kosten anderer – der Nassauer – gegessen und getrunken haben.

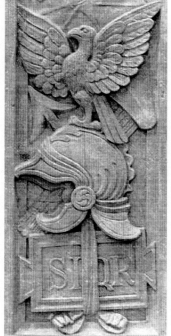

[57] Der *Senat* (lat. „Rat der Älteren") ist seit dem Beginn römischen Geschichte eine nicht hinweg zu denkende Institution des römischen Stadt- und Staatswesens. In der frühen Zeit der Könige (753 bis 510 v. Chr.) bestand der Senat aus hundert älteren und erfahrenen Männern, sowie den „patres", den Oberhäuptern des Adels. Der Senat hatte zunächst beratende und sakrale, und zum Teil zwischen dem Tod und der Ernennung der Könige verwaltende Aufgaben. In der Zeit der Republik (509 bis 31 v. Chr.) war der Senat das staatslenkende und kontrollierende politische Gremium Roms. Er steuerte die Außenpolitik, erließ Gesetze, kontrollierte die Staatsfinanzen und ernannte und entließ die Beamten. Dementsprechend wurde dem Senat in seiner Arbeit, die in seiner Geschichte auf Gewohnheitsrecht beruhte, hoher Respekt gezollt, wie es besonders im Ausspruch „senatus populusque romanus" (lat. „Der Senat und das römische Volk") – verkürzt SPQR – zum Ausdruck kommt. Zwar hatten nach den Standeskämpfen des 4. Jh. v. Chr. auch die Plebejer aus den niederen Volksschichten die Möglichkeit, über den „cursus honorum" (einer höhreren Ämterlaufbahn) in den Senat einzutreten, doch blieb der *Senat* ein Organ der Nobilität, zumal sich die Konsuln – und später die Censoren die Wahl der Senatsmitglieder vorbehielten und die adeligen Patrizier ein erweitertes Stimmrecht ausüben konnten.
Bis zum Ende der Republik wurde die Anzahl der Senatoren bis auf tausend erhöht, doch sank seine politische Bedeutung in der nachfolgenden Kaiserzeit zusehends, da die wesentlichen Aufgaben vom „princeps" dem „ersten Senator" (Julius Caesar bzw. Oktavian) usurpiert wurden. Auch das beim Senat verbliebene Recht zur Gesetzgebung wurde dadurch ausgehöhlt, dass der Kaiser auch allein Gesetze erlassen konnte, so dass dem Senat nur noch beratende Funktion und zukam. Paradoxerweise überlebte der Senat den Untergang des weströmischen Kaiserreiches, blieb als politische Institution mit relativ unklaren Befugnissen bis 534 n. Chr. bestehen und lebt heute der Tradition nach in vielen demokratischen Staatsordnungen weiter (siehe auch Endnoten 6, 7, 12 und 50).

[58] *Pi-Pa-Po* ist eine saloppe Ausdrucksweise für einen Zustand der alles und mehr als nötig beinhaltet. Ob dieses Silbenspiel mit dem Ränkeschmied bei dem Kinderpuppentheater der Augsburger Puppenkiste Jim Knopf und Lukas der Lokomotivführer im Zusammenhang steht, mag dahinstehen.

[59] Aufgrund von Daten einer amerikanischen Lebensversicherung wurde Anfang der 60er Jahre die Vorstellung eines *Idealgewichtes* entwickelt, bei dem angeblich die Lebenserwartung am höchsten liegt. Diese Vorstellung gilt inzwischen als überholt. Heute tendiert man dazu, keine exakten Gewichtsangaben in Abhängigkeit von der Körpergröße zu machen.

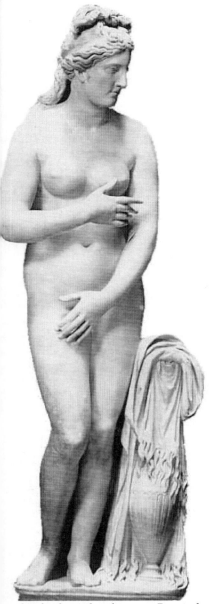

knidische Aphrodite, von Praxiteles

Es wird vielmehr ein Schwankungsbereich angegeben, in dem sich das Körpergewicht bewegen sollte. Bewertungsmaßstab zur Beurteilung des Körpergewichtes ist heute der sogenannte BMI (engl. Body mass index). Er errechnet sich nach der Formel: Körpergewicht (in kg) geteilt durch das Quadrat (einfache Potenz) der Körpergröße (in Meter). Aus wissenschaftlicher Sicht ist ein BMI von 20 bis 25 für Männer und ein BMI von 19 bis 24 für Frauen anstrebenswert.

Der BMI ist zur Beurteilung des Körpergewichts genauer als die ältere, aber noch häufig verwendete Broca-Formel, die der französische Arzt Paul Broca (*1824 – †1880) im 19. Jahrhundert entwickelte. Danach ergibt sich ein wünschenswertes Normalgewicht in Kilogramm aus der Körpergröße (in Zentimeter) abzüglich hundert.

[60] *„(Das ist) das A und O"* ist ein Ausdruck für eine Zusammenfassung, die das Wichtigste auf den Punkt bringt und vor rund 2000 Jahren entstanden. Damals wurden die Schriften der frühen christlichen Gemeinden in der Regel auf griechisch verfasst. Da Jesus, als der „Christus", aus der göttlichen Welt kommend für die Christen über allem stand und allumfassend war, wurde er wiederholt im Schriftverkehr erwähnt und hervorgehoben. So beschrieb der Evangelist Johannes im 1. Jh. n. Chr., dass Christus symbolisch den Anfang und das Ende der Welt darstelle und entnahm der Offenbarung (Kapitel 1, Vers 8) die Formulierung: *„Ich bin das A und O, spricht Gott der Herr, der da ist und der da war und der da kommt, der All-mächtige"*. Damit wurden der erste und letzte Buchstabe des griechischen Alphabets, die Buchstaben Alpha und O-méga – verkürzt A und O gesprochen – später sprichwörtlich für „Anfang und Ende" und für das, was wesentlich sein sollte.

[61] Siehe Endnote 31.

[62] *„Einen Schabernack spielen"* bedeutet einen Streich spielen oder jemanden necken. Möglicherweise kommt der Begriff von dem alten keltischen Ausdruck für Feldhase: „cornisch scovarnog", was Schädiger der Feldfrüchte bedeutet. Man bezeichnete früher auch eine aus einem Hasenfell erstellte Pelzmütze als Schabernack und einen im Winter getragenen rauhaariger Hut als „Schavernac". Über die Pelzmütze aus dem Hasenfell ist auch die Verbindung zu dem Sprichwort „Den Schelm im Nacken tragen" wahrscheinlich (Siehe auch Endnote 121).

[63] Der Ausdruck *splitternackt* findet sich seit dem 15. Jahrhundert als bildhafte Wendung. Einen völlig entblößten Menschen bezeichnete man damals im mittelhochdeutschen als „splitternaket". Den Ursprung hat die Wendung wahrscheinlich in „splinternackt". „Splint" ist die Faser- bzw. Bastschicht, die zwischen der Rinde und dem Stammholz eines Baumes liegt. Ein Stamm war erst dann ganz „nackt", wenn neben der Rinde auch der Splint entfernt war. „splinternackt" bedeutet also, nackt bis unter den Splint, also „ausgezogen bis aufs Holz".

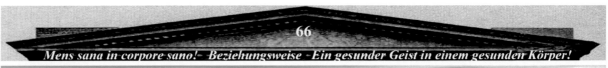

Mens sana in corpore sano! – Beziehungsweise – Ein gesunder Geist in einem gesunden Körper!

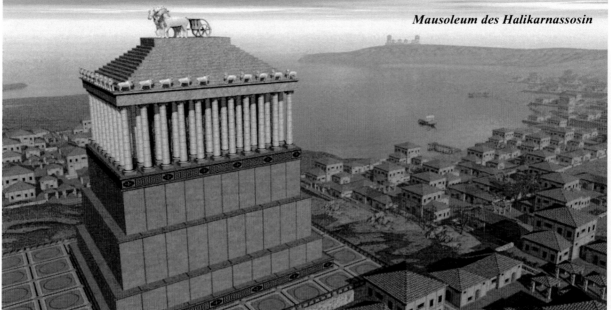

Mausoleum des Halikarnassosin

[64] Unter einem *Mausoleum* wird ein monumentaler Grabbau verstanden. Der Begriff wurde durch das Grabmal von König Mausolos II. zu Halikarnassosin, Kleinasien geprägt. Es war die geplante Grabstätte von Maussollos II. (auch *Mausolos* geschrieben), der von 377 v. Chr. bis 353 v. Chr. König von Persien war und den Bau in Auftrag gab. Aufgrund seiner Ausmaße konnte er jedoch bis zu seinem Tod nicht fertig gestellt werden. Die Grabstätte wurde auf einer etwa 100 mal 240 Meter großen Felsterrasse errichtet, soll 50 Meter hoch und mit Hunderten von Statuen und Bildern verziert gewesen sein und galt als eines der Sieben Weltwunder. Die Bauarbeiten waren zum Zeitpunkt seines Todes noch nicht abgeschlossen. Die Königinwitwe Artemisia ließ sodann den Leichnam einäschern, streute die Asche in einen Pokal mit Wein und trank ihn aus. Im 13. Jh. wurde das Mausoleum des Halikarnossos durch ein Erdbeben zerstört.

Ein weiteres berühmtes Mausoleum ist die Engelsburg (ital. „Castel Sant' Angelo") in Rom, die als Grabstätte für Kaiser Hadiran (Kaiser von 76 bis 138 n. Chr.) und seine Nachfolger gebaut wurde. Der Bau wurde noch zu Lebzeiten Hadrians begonnen und im Jahr 139 n. Chr. beendet. Das Grabmal war in der Spätantike unter dem Namen „Hadrianeum" bekannt. Heute wird die Bezeichnung „Hadrianeum" speziell für den Tempel des Hadrian an der Piazza di Pietra verwendet.

Im Hadrianeum wurde neben Kaiser Hadrian auch Kaiser Marc Aurel (Kaiser von 161 bis 180 n. Chr.) beigesetzt, der auch als maßgebender Vertreter der philosophischen Lehre der Stoiker berühmt wurde.

[65] Der Name der griechischen Mittelmeerinsel *Melos* stand im 5. Jahrhundert v. Chr. für die brutale Eroberungspolitik zur Zeit des Peloponnesischen Krieges. Zwischen 431 und 404 v. Chr. schreckte keine der involvierten Kriegsparteien (Sparta und Athen) vor Greueltaten zurück. Ein Zeugnis davon hat der griechische Historiker Thukydides im 5. Jh. v. Chr. abgegeben, indem er die Unterwerfung und Versklavung der neutralen Insel Melos, beschrieb. Im so genannten Melier-Dialog, einem fingierten Streitgespräch zwischen Athenern und Melier, wird das Problem von Macht und Recht am Beispiel von Melos erörtert.

Auf dieser Insel wurde auch die berühmte späthellenistische Plastik der Aphrodite von Melos gefunden (siehe auch Endnoten 31 und 99).

⁶⁶ „(Faust-)dick(e) hinter den Ohren" ist eine seit der Zeit des Mittelalters bekannte Phrase zur Charakterisierung einer verschlagenen, unberechenbaren Person. Die Wortwahl folgt aus der früheren Vorstellung, dass der Schalk und die Verschlagenheit als Dämonen in kleinen Wülsten hinter dem Ohr saßen. Und je dicker diese Wülste waren, desto durchtriebener galt der unter dem Dämon Leidende, und natürlich vor allem dann, wenn er es „faustdick hinter den Ohren" hatte (siehe auch Endnote 121).

⁶⁷ Wenn das Wort *Backfisch* im übertragenen Sinne gebraucht wird, gilt es als Verballhornung für ein heranwachsendes Mädchen, das weder Mädchen noch Frau ist. Die Bezeichnung wurde über die deutschen Küstenregionen in den weiteren deutschen Sprachraum getragen. Sie wurde aus dem englischen Ausdruck „backfish". entliehen. Dabei handelte es sich um einen jungen Fisch, der als marktreifen Fang aufgrund seiner geringen Größe nicht zu verwerten war. Er wurde daher beim Einholen der Netze zurück – englisch „back" – nämlich ins Meer zurückgeworfen wird. Daraus entlehnt ist die geläufige Rüge, die sich naturgemäß nur an Erwachsene Personen richten kann, ist z.B.: „*Du benimmst Dich wie ein Backfisch.*"

⁶⁸ „*Da lacht die Koralle*" war die Überschrift der Witzseite in der Illustrierten „Koralle", die in den 30er Jahren erschien. Heute ist diese Phrase eine eher seltene Ausdrucksweise für die spöttische Verballhornung eines lächerlichen Zustandes oder einer sinnlosen Handlung.

⁶⁹ *Senatoren* waren im Altertum die Mitglieder des Senats in Rom (siehe auch Endnote 57).

Primadonna Destinnova

⁷⁰ *Primadonna* ist ein italienisches Wort aus dem Opernjargon und würde im Deutschen als „erste Sängerin" oder als „Vertreterin der Hauptrolle" übersetzt werden können. Eine Bedeutungssteigerung ist die „*Primadonna assoluta*" was entsprechend die „absolut größte (bedeutendste) Primadonna ihrer Zeit" wäre.

⁷¹ Wie die meisten Sprichwörter und Redewendungen um die Katze ist auch die Tendenz der Wendung „*die Katze aus dem Sack (lassen)*" skeptisch und abwartend. Es meint, die bisher verheimlichte wahre Meinung sagen; die Wahrheit ans Licht kommen lassen. Ein geläufiger Ausdruck ist auch: „*Lass die Katze aus dem Sack!*" womit gemeint ist: „Heraus mit der Sprache!" Auch die Wendung „*die Katze im Sack kaufen*" ist damit verwandt. Sie bedeutet, etwas unbesehen zu kaufen und geht auf eine Fabel zurück, in der dem Teufel in der Neujahrsnacht eine Katze im Sack als dreibeiniger Hase verkauft wird.

⁷² Der musikalische und musikalische Fachbegriff „Kakophonie" leitet sich aus dem griechischen ab („kakos" bedeutet schlecht und „phonos" Stimme) und ist ein Synonym für Misstöne. Der Gegenbegriff ist die „Euphonie", was Gleichklang bzw. Harmonie ausdrückt.

⁷³ Das an der italienischen Adriaküste gelegene *Rimini* wurde mit Beginn des Massentourismus zum beliebten Urlaubsziel. Es hat als alte Römergründung jedoch auch eine 2000 Jahre alte Geschichte. Der Augustusbogen wurde im Jahr 27 v. Chr. errichtet. Er ist einer der ältesten erhaltenen Triumphbogen des römischen Reiches (siehe auch Endnoten 7 und 12).

⁷⁴ *Laudatio* ist der lateinische Begriff für eine Lobrede, die vor allem anlässlich persönlicher Ehrungen (z.B. Verleihung der Ehren-Doktorwürde) gehalten wird.

Mens sana in corpore sano! - Beziehungsweise - Ein gesunder Geist in einem gesunden Körper!

[75] „*Ich kam, ich sah, ich siegte*" – lateinisch „*veni, vedi, vici*" – ist das bekannteste Zitat von Julius Caesar aus dem Jahre 47 v. Chr. nach seinem Sieg bei Zela (am Schwarzen Meer) über Pharnaces II. von Pontus (von 63 bis 47 v. Chr. König des Bosporianischen Reiches, das aus Gebieten der heutigen Türkei bestand). Dieser hatte zuvor drei Kriege gegen Rom geführt und war entschlossen, die Großmachtträume des Vaters, Mithridates VI. Eupator von Pontos (König des Bosporianischen Reices von 120 bis 63 v. Chr.), zu verwirklichen. Die Gelegenheit dazu erschien ihm günstig als julius Caesar in Alexandria in den Machtkampf zwischen Ptolemaios XIII. und Kleopatra VII. verwickelt war. Caesar konnte jedoch relativ schnell in Kleinasien landen und zog dem Eroberer rasch entgegen. Pharnakes bot ihm Verhandlungen an, die Caesar aufgrund der Grausamkeiten, die das Heer des Pharnakes begangen hatte, ablehnte. Pharnaces erlitt dann bei Zela eine furchtbare Niederlage und wurde auf seiner Flucht von eigenen Rebellen erschlagen. Julius Caesar meldete darauf hin kurz und knapp nach Rom: „*Veni, vedi, vici.*"

Der Ausspruch findet sich auch in Caesars berühmtem Werk „*De Bello Gallico*" – lat. „Der Gallische Krieg" wieder (siehe auch Endnoten 42 und 122).

[76] *Litschi* (chinesisch: li zhi) ist die Frucht des Litschi-Baumes (lat: *Litchi chinensis*). Sie ist in Südchina beheimatet. Der bis zu 20 Meter hohe, immer grüne Baum, an dem sie wächst, trägt 100 bis 150 kg Früchte. Litchis werden in China schon seit über 2000 Jahren gezüchtet. Heute wird sie in vielen Ländern angebaut, unter anderem in Indien, Thailand, Südafrika, Indien, Australien, u.a.).

Die sehr kälteempfindlichen Früchte haben einen Durchmesser von 3 bis 5cm. Die dünne, außen sehr rauhe Schale ist rosa bis rötlich gefärbt und wird erst nach der Ernte hart.

Das Fruchtfleisch ist durchscheinend perlmutfarbig, fest, saftig, süß und duftet sehr stark. Es enthält einen glatten Kern, der aber ungenießbar ist. Der Geschmack der Litschi hängt stark vom Reifegrad ab. Überreife Früchte haben sehr wenig Geschmack, während unreife Früchte relativ geschmacklos sind. Sie reifen nach der Ernte nicht mehr nach. Frische Litchis sind reich an Vitamin C und Kalium.

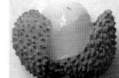

[77] Die Bezeichnung „*ultima ratio*" (lat. „letztes Mittel") stammt aus der Zeit des Dreißigjährigen Krieges (1618 bis 1648). Kardinal Richelieu (*1585 -†1642) – seit 1624 erster Minister Ludwig XIII. von Frankreich – ließ auf die französische Geschützrohre die Formel gießen: „*Ultima ratio regum*", was mit den Worten „*Die äußerste Vernunft der Könige*" übersetzt werden kann. 100 Jahre später war es auch eine Formulierung Friedrichs II. (genannt Friedrich der Große von Preußen) von Preußen (König von Preußen von 1740 bis 1782) um knapp die preußische Expansionspolitk zu rechtfertigen. Auch der spanische Dramatiker Calderón de la Barca erklärte im 17. Jahrhundert, Pulver und Blei seien die (span.) „*ultima razón*" der Könige. Als Kraftausdruck bedeutet die Wendung auch: „Wer nicht hören will, muss fühlen."

[78] *Hepatitis* ist die (aus dem griechischen entlehnte) medizinische Fachbezeichnung für Gelbsucht. Darunter versteht man Erkrankungen, die mit einer Entzündung der Leber und einer Leberzellschädigung einhergehen. Die Hepatitis kann durch Viren, Bakterien, Protozoen, Parasiten, toxische Substanzen, Arzneimittel oder Alkohol hervorgerufen werden. Zurzeit werden fünf Hepatitisformen unterschieden: Hepatitis A, B, C, D und E. Die Hepatitis A (infektiöse Gelbsucht mit dem Virustyp A) ist eine weltweit, besonders in den Tropen, verbreitete Virusinfektion der Leber. Die Gelbfärbung „Gelbsucht" ist am Augapfel und oft auch an heller Haut beim Erkrankten gut sichtbar. Sie ist durch den Gallenfarbstoff bedingt, welchen die

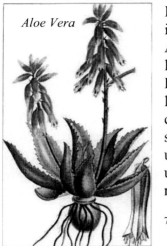
Aloe Vera

Leber nicht verarbeiten kann. Erwachsenen bereitet die Erkrankung im akuten Stadium die unangenehmen Beschwerden einer Allgemeininfektion. Typtische Symptome sind andauernde Kreislaufprobleme, Schwäche, Übelkeit, Durchfall oder auch psychische Reaktionen. Sie ist zu Beginn immer ansteckend und bedingt oft längere Arbeitsunfähigkeit über Monate. Die Inkubationszeit beträgt ca. zwei Wochen bis zwei Monate, Todesfälle an Hepatitis A allein sind extrem selten. Eine hohe Zahl von Erkrankungen verläuft unbemerkt, zum großen Teil auch in der Kinder- oder Jugendzeit, und hinterlässt einen lebenslangen Schutz, so dass keine Impfung mehr notwendig ist.

[79] *„Sich in die Nesseln setzen"* ist eine Ableitung der Wendung *„(sich) in die Brenn-Nesseln setzen"*. Sinngemäß drückt dies, dass jemand sich selbst oder eine andere Person in eine unangenehme Lage bringt.

[80] Die auch als Wüstenlilie bezeichnete *Aloe Vera* (lat. „Aloe Vera Bardensis") ist eine der circa 700 Lilienarten mit kaktusartiger Erscheinung, die schon seit alters her in vielen Kulturen als Heilpflanze geschätzt wird. Sie gilt als Symbol für Gesundheit und Wohlergehen. Außergewöhnlich sind bei dieser Pflanze die Schutzeigenschaften gegen das Verdunsten von Feuchtigkeit. Wird eines der Blätter der Pflanze verletzt, so heilt die Wunde fast augenblicklich. Im alten Ägypten schloss man deshalb bereits vor über 3500 Jahren daraus, dass diese Eigenschaften auch der Behandlung des menschlichen Organismus und der Haut zugute kommen.

[81] Ist einem *„das Hemd näher als der Rock"*, so sind einem die eigenen Interessen gegenüber denen anderer vorrangig. Diese Redensart wurde von dem berühmten römischen Komödiendichter Plautus Titus Maccius Plautus (*ca. 250 v. Chr. - ca. †184 v. Chr.) in der Komödie „Trinummus" populär. Lateinisch heißt die Wendung dort: „Tunica propior pallio."

[82] *„Mit seinem Latein am Ende sein"* ist eine Redensart, die ihren Ursprung im Mittelalter hat. Damals war Latein die Sprache der Gelehrten. Das Wort Latein wurde später auch im übertragenden Sinne für „Wissen" und „Wissenschaft" benutzt. Aus diesem Umstand entwickelte sich der Bedeutungszusammenhang, dass derjenige, der mit seinem Latein am Ende ist, auch mit seinem Wissen am Ende und folglich in einer Situation nicht mehr weiter weiß.

[83] *„Einen Bock schießen"* ist eine saloppe volkstümliche Redensart, die die Begehung eines groben Fehlers umschreibt. Sie ist auf einen alten Brauch der Schützenvereine in Deutschland zurückzuführen, nach welchem der schlechteste Schütze als Trostpreis einen Bock erhielt. Der „Bock" wiederum hat angeblich seinen Namen durch die niedersächsische Stadt Einbeck erhalten. Das Bockbier soll zu Hansezeiten im 15. Jahrhundert dort gebraut und nach ganz Europa exportiert worden sein. Um es für die langen Transportwege haltbar zu machen, wurde es stärker eingebraut. Bockbier hat heute mindestens 5,5 Volumenprozente Alkohol.

[84] *„Jemandem einen Denkzettel verpassen"* ist ein geläufiger Ausdruck, durch den klargestellt wird, dass jemand streng gerügt oder bestraft worden ist. Freilich steht diese Redensart entgegen ihrem Wortlaut heute selten im Zusammenhang mit einer schriftlichen Tadelung.

Mens sana in corpore sano! – Beziehungsweise – Ein gesunder Geist in einem gesunden Körper!

Der Bibel zufolge waren Denkzettel dagegen Bestandteil im jüdischen Gebetsritual, das sich nach der babylonischen Gefangenschaft des Volkes Israel im 6. Jh. v. Chr. entwickelte. Der Untergang des Volkes Israel war damals von den Israeliten als Strafe Gottes für den Abfall von Gott gedeutet worden, und sie versuchten daher, nach dem Exil in Babylon nicht wieder rückfällig werden. Und so pflegten sie beim Gebet zwei Riemen zu tragen, die zwei lederne Kapsel hielten; eine an der Stirn, eine am Arm. Und diese Kapseln enthielten nun die besagten *Denkzettel.* Es handelte sich um Pergamentsstreifen, auf denen biblische Texte standen. Diese Denkzettel sollten für die Israeliten also eine Gedächtnisstütze sein, um den Willen Gottes erfüllen zu können. Die entsprechenden Anweisungen zum Tragen dieser Gebetsriemen nebst *Denkzetteln* finden sich mehrfach in der Bibel. So zum Beispiel im 5. Buch Mose, Kapitel 6, Vers 8, wo es heißt: *„Und du sollst sie binden zum Zeichen auf deine Hand und sie sollen dir ein Merkzeichen zwischen deinen Augen sein."* In der ursprünglichen „Luther-Übersetzung" soll gestanden haben: *„Und sie sollen dir ein Denkzettel vor deinen Augen sein." Denkzettel,* die in dieser jüdischen Tradition stehen, wären sicherlich christlicher als jene, die wir uns heute gern verpassen (siehe auch Endnote 117).

[85] *„Jemanden bis aufs Hemd ausziehen"* ist eine saloppe Redensart und bedeutet so viel wie jemanden restlos ausplündern. Und wer sich *„das Hemd ausziehen lässt"*, ist gemeinhin ein gutmütiger Trottel, der sich ausnützen lässt.

[86] *„In der Kreide stehen"* ist eine alltägliche Formulierung für einen hohen Schuldenstand. Die Kreide diente einst zum Aufschreiben der Schulden auf einer schwarzen Tafel, vor allem im Wirtshaus. Wer also bei jemandem in der Kreide stand, hatte Schulden bei diesem. Wurde einem etwas angekreidet, so wurde es ihm nachgetragen wie eine offene Schuld. Aber auch der Wirt konnte schuldig werden, indem er nämlich mit zwei Kreiden schrieb und also doppelte Striche für die Schulden eintrug. Oder indem er aus einem V (= 5) ein X (= 10) machte: Zwei kleine Striche mehr, war gleich doppeltem Gewinn. Und wer sich kein X für ein U (einst V) vormachen ließ, der war nicht einfach zu betrügen.

[87] Die etwas seltsam anmutende Formulierung *„Eulen nach Athen tragen"* ist eine etwas altertümliche Redewendung. Sie bezieht sich auf eine Handlung, durch welche etwas dorthin gebracht wird, wo es schon im Überfluss vorhanden ist und beschreibt damit ein fruchtloses beziehungsweise sinnloses Unterfangen. Der Hintergrund ist, dass die griechische Göttin Pallas Athene Schutzgöttin der nach ihr benannten Stadt Athen war. Eines ihrer Symbole war die Eule, weshalb die Athener ihr zu Ehren Eulen auf die Rückseite ihrer Münzen prägten. 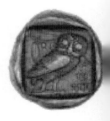 Darauf beruhte die Folgerung, dass es in Athen genug „Eulen" gibt. Weitere Beispiele dafür sind auch *„Wasser in den Rhein bringen"*, bzw. *„Frauen nach Paris tragen"* (franz. *„Emporter des femmes à Paris"*).

[88] Siehe Endnote 30.

[89] Kunstgeschichtlicher Fachbegriff, der sich auf die antike Vasenmalerei bezieht. In der griechischen Vasenmalerei vollzog sich im 6. Jh. v. Chr. ein Wechsel vom dem so genannten *schwarzfigürlichen Stil* zum *rotfigürlichen Stil.* Auf schwarzem Firnisgrund der Vasen wurden nunmehr rote Figuren auf schwarzen Grund gemalt, während zuvor der Maler Schwarzfirnis auf den roten Vasengrund auftrug. Die Abdeckung des Grundes mit schwarzem Firnis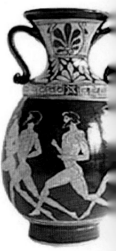

in der rotfigürlichen Malerei ermöglichte eine reichere und deutlichere Ausbildung der Binnenzeichnungen für Gewandfalten, körpermodlierende Linien, physiognomischen Feinheiten etc. Zudem erlaubte diese Technik eine elegantere Abhebung von Figur und Hintergrund. Neben mythologien Szenen waren solche aus dem sportlichen und alltäglichen Leben beliebt.

[90] Redensart, nach der jemand an der Flucht gehindert wird. Etymologisch ist „*Schlafittchen*" abgeleitet von „Schlag-Fittichen" (dem Flügelschlag) der Vögel, die man beschnitt, wenn man sie am Fliegen hindern wollte. Später wurde dies auch ein Ausdruck für den Rockschoß.

[91] „*In Bausch und Bogen*" ist eine so genannte „stabreimende Zwillingsformel" (so wie bspw. „mit Mann und Maus"). Bei Grenzziehungen bezeichnete man früher mit „Bausch" die nach außen gehende, „Bogen" die nach innen gehende Fläche. Was an der einen Stelle zu viel war, wurde an anderer Stelle wieder abgezogen. Gleichen Ursprungs ist auch das Wort „pauschal".

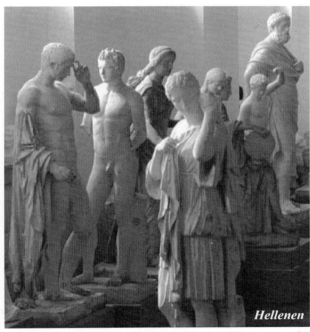

Hellenen

[92] Das aus dem Mittelalter stammende Wort *Garaus* meinte soviel wie „gar aus" im Sinne von „ganz aus", und in diesem Sinn wird es heute noch verwandt. In vielen süddeutschen Städten war „Gar aus!" auch der Ruf, mit dem bei Toresschluss die Polizeistunde ausgerufen wurde.

[93] *Hellas* gilt als Gemeinbegriff für das antike Griechenland und entsprechend Hellenen für die Griechen. Schon im 8. Jh. v. Chr. hat der griechische Dichter Homer einen kleinen griechischen Stamm im südlichen Thessalien als „Helloi", bzw. „Selloi" beschreiben. Wenn er sich auf alle Griechen bezog, benutzte er den Begriff der Panhellenen. Daraus entwickelten sich die Begriffe „Hellas" für Griechenland und „Hellenismus" für die griechische Kunst- und Kulturgeschichte von der Zeit der Eroberungszüge Alexander des Großen bis zur Einverleibung Griechenland als Provinz „Achäa" in das römische Reich im Jahre 146 v. Chr (siehe auch Endnote 150).

[94] „*Ora et labora*" – lateinisch übersetzt „*bete und arbeite*" – ist der Leitspruch der Benediktiner, des ältesten katholischen Mönchsordens im Abendland. Er geht auf den Gründer zurück, dem heiligen Benedikt von Nursia (ca. *480 n. Chr. in Nursia, dem heutigen Norcia - †560 n. Chr. auf Montecassino bei Cassino). Sein Bestreben war es, das Mönchstum durch Ordensregeln zu harmonisieren und es damit zu vermenschlichen. Eine allzu starke körperliche Askese sollte einerseits vermieden und andererseits eine ständige klösterliche Gemeinschaft der Mönche garantiert werden. Benedikt gründete sein erstes Männerkloster um 529 n. Chr. auf dem Bergplateau des Monte Casino zwischen Rom und Neapel. In der Ordensregel des heiligen Benedikt flossen bereits erprobte frühe Klosterordnungen ein sowie seine persönlichen Erfahrungen. Die ständige Anwesenheit im Kloster und der Grundsatz, sowohl geistige, als auch manuelle Tätigkeiten neben dem Chordienst gleichberechtigt gelten zu lassen, wurde wesentlich für das weitere Wirken der Benediktiner-Mönche und -Nonnen.

Mens sana in corpore sano! - Beziehungsweise - Ein gesunder Geist in einem gesunden Körper!

[95] Die *Sklavenwirtschaft* der Antike beruhte auf der Arbeit und Produktivität von Menschen, denen die Rechtsfähigkeit abgesprochen war. Das lateinische Wort „servus", das Sklave bedeutet, ist im lateinischen mit „servire" verwandt, das im lateinischen für dienen steht. In der Regel wurden Sklaven in der Antike als Kriegsbeute rekrutiert. Menschen, die körperlich geeignet waren, kraftraubende Arbeit auszuüben, wurden in der Sklavenwirtschaft gehandelt und gehörten dann wie ein Gegenstand zum Hausrat des Erwerbers, d.h. sie wurden rechtlich dem Sachenrecht (lat. „ius re") zugeordnet. Die Sklaverei hatte ihren Ursprung in Kriegsgefangenschaft, Menschenraub und Menschenhandel. Zwischen 250 und 150 v. Chr. führte Rom 250.000 Gefangene in die Sklaverei, die Eroberung Galliens 58 bis 51 v. Chr. brachte die zweite große Versklavungswelle. Sklaven konnten als Eigentum ihres Herrn nicht selbst über sich verfügen und waren unbedingtem Gehorsam unterworfen. In seltenen Situationen konnte das Verhältnis der Sklaverei durch Loskauf oder Freilassung aufgehoben werden. In solchen Fällen arbeiteten die Freigelassenen zum Beispiel als Bankiers, Ärzte oder Lehrer, da Rom großzügige politische Rechte in Staat und Verwaltung gewährte. Im Römischen Reich kam es zwischen 140 und 71 v. Chr. zu mehreren Sklavenaufständen, wovon der bedeutendste der Aufstand unter dem legendären Sklavenführer Spartacus zwischen 73 und 71 v. Chr. war (siehe auch Endnoten 39 und 42).

[96] *„(Geh doch dahin), wo der Pfeffer wächst!"* ist eine Wendung, die in abschätziger Weise auf die unzivilisierte „Ferne" anspielt, in die man sich einen ungeliebten Zeitgenossen manchmal hin wünscht. Dabei ist wohl die Insel Cayenne gemeint, wo sich das Zentrum einer französischen Strafkolonie (bis 1938) befand. Nur wurde dort kein Pfeffer sondern Cayenne-Paprika geerntet.

[97] In *Olympia* (im Nordosten Griechenlands gelegen) haben die Olympischen Spiele ihren Ursprung, die ab 776 v. Chr. – mit zunächst religiös-kultischer Prägung – ausgetragen wurden. Seit dem 3. Jahrtausend v. Chr. wurde hier eine Muttergottheit verehrt und in mykenischer Zeit der Heros Pelops, woraus der Begriff des Peloponnes für die südliche Halbinsel Griechenlands entstand. Der Legende nach soll ein lydischer Königssohn den König von Pisa (Pisa bei Olympia) in einem Wagenrennen auf Leben und Tod besiegt haben. Ab dem späten 1. Jahrtausend v. Chr. wurde Zeus als göttlicher Herrscher über den Berg Olymp hier verehrt. Die Idee der Olympischen Spiele wurde Ende des 19. Jahrhundert auf Betreiben des französischen Barons Pierre de Coubertin (*1863 - †1937) mit den ab 1896 regelmäßig stattfindenden Olympischen Spielen neu belebt (siehe auch Endnoten 100, 102 und 155).

[98] Der Ausdruck *Koryphäe* hat über das griechische Wort „koryphaios" und das lateinische „coryphaeus" Eingang ins Deutsche gefunden. Im Altertum war die Hauptbedeutung von „koryphaios" der „Chorführer" in der griechischen Tragödie. Daraus entwickelte sich das heutige Synonym für eine herausragende Persönlichkeit in einem wissenschaftlichen Fachgebiet.

[99] Das Adjektiv *spartanisch* hat seinen Ursprung in den asketischen Lebensbedingungen des griechischen Stadtstaates Sparta. Während Frauen und Kinder auf Landhäusern lebten, glich der städtische Bereich einem Militärlager, weshalb Sparta nicht selten als kulturlose Polis (griech. Stadt) betrachtet wurde. Neben Athen wurde *Sparta,* im 5. Jh. v. Chr. zum mächtigsten Stadtstaat Griechenlands. Um 500 v. Chr. provozierte Spartas expansive Kolonialpolitik einen permanenten Konflikt mit den Persern, die jedoch mit Unterstützung anderer Stadtstaaten durch den „Peloponnesischen Bund" in der Schlacht bei Salamis 480 v. Chr. besiegt wurden. Von 435 bis 421 v. Chr. kam es zum „Peloponnesischen Krieg" mit der Seemacht Athen.

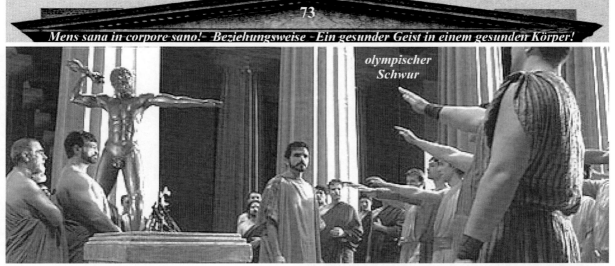
olympischer Schwur

Die kriegerischen Auseinandersetzungen mit Athen und dem „Peloponnesischen Bund" endeten erst 404 v. Chr. mit dem Sieg des „Peloponnesischen Bundes" über Sparta.

[100] Die Sportdisziplin *Ringen* gehört mit der des Laufens zu den ältesten Sportarten mit Wettkampfcharakter. Im Jahr 708 v. Chr. wurde der Ringkampf in die Olympischen Spiele der Antike aufgenommen, die regelmäßig seit dem Jahr 776 v. Chr. – zunächst regional als religiös-kultischer Ritus – bei Olympia (im heutigen Nordwestgriechenland) stattfanden. Bekannt waren Griffarten und Ringerschulen aber bereits um 3000

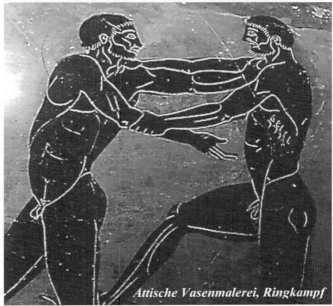
Attische Vasenmalerei, Ringkampf

v. Chr. in China. Für die Griechen galt das Ringen als ideale Schulung für Körper und Geist. Die Olympioniken rangen im freien Stil und durften keine gefährlichen Griffe ansetzen. Das wandelte sich im 3. Jh. v., mit dem Pankration, einer Kampfsportart, bei der alle Mittel erlaubt waren. Wie auch die Olympischen Spiele, untersagte Kaiser Theodosius (Oströmischer Kaiser von 379 bis 395 n. Chr.) im Jahre 393 n. Chr. auch das Ringen. Das heutige *griechisch-römische* Ringen ist keine Fortsetzung des antiken Sports, denn damals rang man ausschließlich im Stand. Wer drei Mal zu Boden geworfen wurde, hatte verloren. das Freistilringen entwickelte sich später in Anlehnung an die Antike in England (siehe auch Endnote 97).

[101] Der Speer ist eine der ältesten Jagdwaffen der Menschheit. Schon in der griechischen Mythologie wird Herakles als ein ausgezeichneter Speerwerfer beschrieben. Bei den Olympischen Spielen der Antike soll das *Speerwerfen* 708 v. Chr. erstmals als Disziplin des Fünfkampfs auf dem Olympischen Programm gestanden haben. Der Speer wurde allerdings in den Teildisziplinen Weit- und Zielwurf mit Hilfe einer Schleuder „geworfen". In seiner bis heute nahezu unveränderten Form (dem Weitwurf) kehrte das Speerwerfen 1906 in Athen (bei den Männern) bzw. 1932 (bei den Frauen) ins Olympische Programm zurück.
Der Speer ist ein schlanker, nach beiden Enden verjüngter Stab aus Holz, Metall, Carbon oder Kombinationen aus diesen Materialien mit einer 25 bis 30 Zentimeter langen Metallspitze.

Mens sana in corpore sano! - Beziehungsweise - Ein gesunder Geist in einem gesunden Körper!

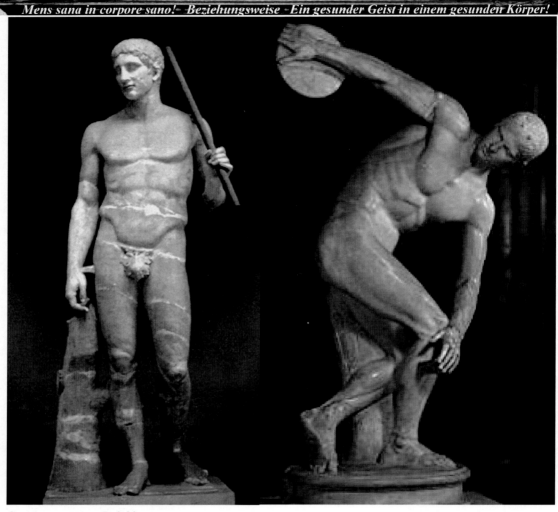

Speerträger, von Polyklet *Diskuswerfer, von Myron*

Der Wurfbereich ist ein Kreissektor mit 29° Öffnungswinkel und einer Länge von 95 Metern. Er wird an der Abwurfstelle durch einen 4 m langen bogenförmigen Abwurfbalken begrenzt, der vom Werfer nicht berührt oder überschritten werden darf. Der Speer muss mit der Spitze zuerst und innerhalb des Sektors auftreffen, braucht aber nicht stecken zu bleiben. Gemessen wird von der Stelle des ersten Einstichs bis zur Innenkante des Balkens. Alle Werfer absolvieren im Wettkampf zunächst drei Würfe. Die 8 Besten haben drei weitere Versuche und ermitteln die vorderen Plätze unter sich (siehe auch Endnote 97).

[102] Das *Diskuswerfen* als Wettkampf gab es seit der Antike (sog. Diskos) als Bestandteil des olympischen Fünfkampfes. Der Diskuswerfer selbst wurde als der Inbegriff des Athleten angesehen. Erstmals gab es das Diskuswerfen als olympische Disziplin bei den Spielen des Jahres 708 v. Chr. Und es war seit den ersten Olympischen Spielen der Neuzeit 1896 in Athen wieder als Disziplin vertreten. Die Männer werfen mit einem absolut runden, zwei Kilogramm, die Frauen mit einem einen Kilogramm schweren Diskus, mit einem Radius von 11 cm. Seit 1928 an wurde aus einem Wurfkreis mit 2,5 Metern Durchmesser geworfen. Heute besteht ein Wettkampf aus sechs Runden. Ziel ist es, den Diskus so weit wie möglich zu schleudern. Nur die beste gültige Weite eines Athleten zählt. Nach drei Runden qualifizieren sich die besten acht Athleten für die drei Finalrunden. Hier wird in der umgekehrten Reihenfolge des Rankings gestartet (siehe auch Endnote 97).

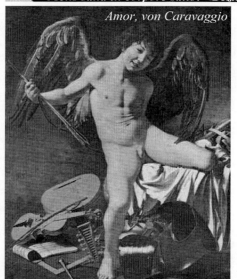
Amor, von Caravaggio

[103] „*Sich verknallen*" oder auch verschossen sein bedeutet in der Alltagssprache, sich in jemanden zu verlieben. Damit besteht sprachlich ein Bezug zur antiken Gottheit Amor. Wurde man von seinem „Liebespfeil" getroffen, so war man einer Liebe erlegen. Folglich müsste es eigentlich heißen, dass man „angeschossen" ist. Allerdings wird durch das Verb Knallen, welches im späten Mittelalter im Zuge der Erfindung der Feuerwaffen den Ausdruck prägte, die Schnelligkeit und Schnelllebigkeit das die der Liebe besonders anschaulich symbolisiert.

[104] „*(Ist mir) schnurz piep egal*" ist eine ursprünglich Berliner Wendung. Heute wird sie generell umgangssprachlich benutzt, wenn einem etwas völlig gleichgültig oder egal ist. Die Verdreifachung ist eine lamentierende Steigerungsform. Weiter gibt es auch die Phrase „is mir schnurz und piepe". Dabei steht das Wort Piepe für soviel wie „alles einerlei", wie die Wendung „det is eene Piepe". Davon abgeleitet ist der Satz „mir is allet piepe", somit also ganz einerlei oder gleichgültig. Als der Urbegriff von Piepe wird die „Weidenfloete" vermutet, was im Hochdeutschen in der „Pfeife" oder im Verb „pfeifen" seine Entsprechung hat, wie z.B. in dem etwas kaltschnäuzigen Ausdruck „ich pfeif drauf". Die Urbedeutung vom Wort „Schnurz" kann nur vermutet werden. Es handelt sich wohl um eine Andeutung auf Nasenrachen-Tätigkeiten, für die es viele ähnliche Begriffe gibt, wie etwa schnäuzen, schnodder, schnuffeln, schniefen.

[105] *Sodom und Gomorra* werden in der Bibel als sünd- und lasterhafte Städte erwähnt. Gott vernichtete sie mit Feuer- und Schwefelregen. So heißt es ersten Buch Mose, Kapitel 19, Vers 24, 25: *„Da ließ der Herr Schwefel und Feuer regnen vom Himmel herab auf Sodom und Gomorra und vernichtete die Städte und die ganze Gegend und alle Einwohner der Städte und was auf dem Lande gewachsen war."* Auf Abrahams Bitten ließ Gott den einzig gerechten Lot, ein Neffe Abrahams sowie sein Weib vorher fliehen unter der Bedingung, sich nicht umzuschauen. Als letztere sich auf der Flucht umdrehte, erstarrte sie sofort zu einer Salzsäule. Auch heute noch werden *Sodom und Gomorra* als Synonyme für laster- bzw. zügellose Zustände gebraucht (siehe auch Endnote 183).

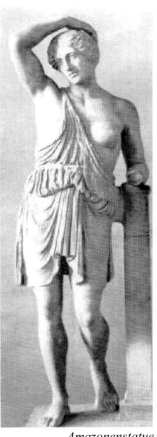

[106] Als *Amazonen* bezeichneten die Griechen ein Volk kämpferischer Frauen, mit dem sie bei ihrer Kolonisation in Kleinasien in Kontakt gekommen waren.
Die etymologische Herleitung des Wortes „Amazone" lässt sich nicht sicher festlegen. Im altpersischen Sanskrit soll die Bezeichnung „uma soona" die Bedeutung „Kinder der Uma" haben, wobei „Uma" sinngemäß für Mond-Göttin oder Mond-Frau steht. Da die *Amazonen* auf griechischen Vasen gelegentlich mit mondförmigen Schilden abgebildet sind und sie für die Griechen mit Artemis, der Göttin der Jagd und des Mondes, im Zusammenhang standen, liegt die Vermutung nahe, das sich das Wortpaar „uma soona" lautmalerisch in „amazon" verwandelt hat.

Amazonenstatue

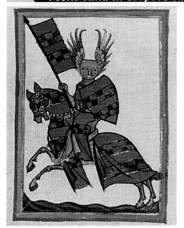

Eine weitere mögliche Herleitung lässt sich aus der altgriechischen Sprache gewinnen, in welcher „Amazon" so viel wie „ohne Brust" bedeutet. Damit ließe sich auch die Legende untermauern, dass sich die Amazonen-Kriegerinnen die Brust amputiert hatten, um einen günstigern Bewegungsradius für Kampf-Handlungen wie z.B. dem Bogenschießen zu haben.

[107] „Etwas (Böses) im Schilde führen" ist ein bildhafter Ausdruck, der noch heute gebraucht wird, wenn man jemanden unterstellt, seine waren Absichten zu verbergen und er einem daher verdächtig erscheint. Häufig wird diese Wendung auch als Frage erhoben, wenn man sich über die Absichten einer Person im Unklaren ist. Die Entstehungsgeschichte dieser Redensweise geht auf die mittelalterliche Kriegsführung zurück. Damals war die Unterscheidung gegnerischer Truppen von den eigenen wesentlich für den Erfolg einer Kampfhandlung. Da die Rüstung eines vollends gerüsteten Ritters seinen gesamten Körper bedeckte, konnte man ihn meist auch nicht mehr an Gesicht oder Gestalt als Verbündeten oder Gegner ausmachen.
Aus diesem Grunde waren die jeweiligen Wappen der verschiedenen Familien, welche oftmals auf Schilden aufgezeichnet waren, maßgebend zur Identifizierung eines Fremden. Kam unbekannter Ritter des Weges, so war es oftmals lebensnotwendig zu wissen, welches Wappen er im Schilde führte, um nicht überraschend angegriffen zu werden. Sprachlich verwandt sind h das Verb „schildern", das aus der Signalwirkung der Schilder entstand.

[108] Die Entstehungsgeschichte der Redewendung „bis in die Puppen" wird auf einem im Berliner Tiergarten angelegten Platz namens Großer Stern im 19. Jahrhundert zurückgeführt. Dieser war mit Statuen geschmückt, die im Volksmund „Puppen" genannt wurden. Da der besagte Platz – vom damaligen Stadtkern aus – als sehr weit entlegen war, galt ein Spaziergang bis an die Puppen oder bis über die Puppen hinaus als eine sehr lange Wegstrecke. Später im 18. Jahrhundert wandelte sich die ursprünglich räumliche in eine zeitliche Bedeutung, und bis in die Puppen wurde primär auf exzessive Zeiträume angewandt, nämlich im Sinne von sehr spät, sehr lange, bis sogar in den Morgen hinein.
Ein weiterer, seltener vorgetragener Erklärungsversuch bezieht sich auf die das Wort Puppe als Zusammenstellung mehrerer Getreidegarben nach der Ernte auf dem Feld. Wenn es auf dem Lande bis in die Puppen regnet – also im Übermaß – dann wird nicht nur die äußere Deckgarbe nass, sondern auch das Innere der Puppe.

[109] Als *Friedenstruppen* werden heute umgangssprachlich die Blauhelmtruppen genannt (benannt nach den von den Soldaten getragenen blauen Schutzhelmen), die von der UNO seit 1948 in Krisengebieten eingesetzt werden. Es handelt sich in der Regel um multinationale Truppenkontingente, die sich aus Soldaten, unbewaffneten zivilen Beobachtern und Militärbeobachtern zusammensetzen, um in Krisenregionen Missionen der Vereinten Nationen (UNO) zu erfüllen. So sind ihre Aufgaben vorrangig friedenserhaltende beziehungsweise friedensstiftende Maßnahmen. Sie werden auf Beschluss des UNO-Sicherheitsrates und mit Einverständnis der jeweiligen Konfliktparteien eingesetzt.

[110] „(Das) ist (mir) schnuppe" ist als Redewendung aus dem mittelalterlichen Wort „snuppen" entstanden und bedeutet so viel wie putzen. Damals war insbesondere das Putzen des Dochtes einer Kerze gemeint. Dieser musste früher oft und regelmäßig geputzt werden, und wurde als „Schnuppe" bezeichnet", wenn man das verkohlte Ende des Kerzendochtes meinte.

Demzufolge war einem etwas *schnuppe,* wenn es nicht mehr wert war als das verkohlte Ende eines Kerzendochtes. Verwandt damit ist auch der Ausdruck der „Sternschnuppe" – Indiz einer früheren Vorstellung, dass ein Stück Abfall vom Stern weggeputzt worden sei.

[111] „*Tohu wa bohu*" übersetzte schon Martin Luther mit den Worten „wüst und leer". So heißt es demnach übersetzt im ersten Buch Mose in Kapitel 1, Vers 2: *„Und die Erde war wüst und leer, und es war finster auf der Tiefe; und der Geist Gottes schwebte auf dem Wasser."* Damit wird der chaotische Urzustand der Welt beschrieben. Dieses Chaos wurde dann von Gottes Schöpfermacht, die sich in seinem Wort dokumentierte, geordnet und mit Leben erfüllt. Als letztes, sozusagen als Krönung der Schöpfungspyramide, wurde dann der Mensch von Gott geschaffen als Ebenbild Gottes. Aus dem *„Tohuwabohu"* also erschuf Gott die Welt, aus dem ungeordneten Nichts, das was wir Chaos nennen. Und einen chaotischen Zustand hat man auch immer dann vor Augen, wenn man heute von einem einzigen *„Tohuwabohu"* spricht.

[112] Der oder die *Sphinx* – im Deutschen kann der Plural sowohl auf „Sphinxe" auch „Sphingen" lauten – stellt ein ägyptisches und griechisches Fabelwesen dar. In Ägypten war die Figur in der Regel ein männlicher Löwe mit einem Menschenkopf zur Darstellung des Pharao. Sie repräsentierte den Sonnengott auf Erden. Gelegentlich kommen auch Sphinxe mit Flügeln oder Sperber- oder Widderköpfen vor, wie z.B. in Karnak in der Nähe von Luxor. Am bekanntesten ist der „Sphinx von Gizeh", geschaffen in der Zeit der 4. Königsdynastie etwa zwischen 2700 und 2600 v. Chr.
Etymologisch wird das Wort „Sphinx" vom Ägyptischen „spanch" abgeleitet, was soviel bedeutet wie „das, was das Leben aufnimmt". Vom Griechischen kann das Wort „sphingo" sinngemäß mit „erwürgen" übersetzt werden. Dies hängt damit zusammen, dass sie in der griechischen Mythologie als Dämon der Zerstörung und des Unglücks galt; mit der Erscheinung eines geflügelten Löwen mit Frauenkopf – manchmal auch mit Tatzen und Brüsten einer Löwin, Schlagenschwanz und Vogelflügeln. Sie erwürgte jeden Reisenden bei Theben, der nicht ihr Rätsel lösen konnte, welches Lebewesen morgens auf vier, mittags auf zwei und abends auf drei Füßen stehe. Als der Sagenheld Ödipus mit „der Mensch" die richtige Antwort auf das Rätsel fand, stürzte sie sich vom Felsen in den Tod. Neben der Sphinx befinden sich die Pyramiden von Gizeh (siehe auch Endnoten 39 und 113).

[113] Die *Pyramiden von Gizeh* sind neben der Sphinx die berühmtesten Bauwerke des Alten Ägypten. Sie wurden etwa 4500 v. Chr. während der 4. Königsdynastie (etwa zwischen 2700 und 2600 v. Chr.) als Grabstätten der Pharaonen Chephren, Cheops und Mykerinos erbaut, nach denen sie auch benannt sind. Sie gelten als siebtes Weltwunder des Altertums. Bei der Cheops-

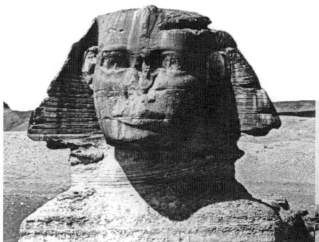

Sphinx von Gizeh

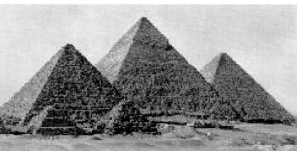

Pyramiden von Gizeh

und Cheprenpyramide handelt es sich um die höchsten Bauwerke des gesamten Altertums, welche sogar die Höhe des babylonischen Turms um mehr als ein Drittel überragten. Die Cheopspyramide erreichte über einer quadratischen Grundfläche mit 230,36 Metern Seitenlänge ursprünglich eine Spitzenhöhe von 146,60 Metern. Die Cheprenpyramide besaß ursprünglich bei einer Seitenlänge von 215,26 Metern eine Spitzenhöhe von 143,50 Metern. Im Innern der Pyramide war offenbar stets nur eine – im Verhältnis zum riesenhaften Volumen der Pyramide – bescheidene Grabkammer angelegt. Die Kammer wurde entweder im Felsuntergrund in der Höhe des Pyramidenpflasters oder im Schwerpunkt der Pyramidensteinmasse errichtet. Nur bei der Cheopspyramide wurde die endgültige Grabkammer außer dem Zugangsstollen auch noch durch enge Lüftungskanäle (20 x 20 cm²) mit der Außenwelt verbunden. Nach der Beisetzung der Mumie in der Grabkammer wurde der Zugangsschacht jeweils endgültig zugemauert, so dass kein Einstieg mehr möglich war.

Über Jahre hinweg erfolgte der Pyramidenbau jeweils in den drei Überschwemmungsmonaten von Mitte August bis Mitte November. Da in dieser Periode keine Landwirtschaft möglich war, konnten große Teile der Landbevölkerung zur Arbeit herangezogen werden. Nach dem Aufwuchten des Pyramidenkernes als riesige vierfrontige Stufentreppe wurden die großen Stufenabsätze von Stockwerk zu Stockwerk mit einheitlichen Zwischenschichten ausgefüllt. Auf diese Weise entstand zunächst eine noch allseitig erklimmbare Schichtpyramide. Danach wurden die Außenflächen der Pyramide von oben nach unten geglättet, so dass sie schließlich wie homogene Riesenkristalle in der Sonne leuchteten oder bei Nacht unter den Sternen und im gleißenden Mondlicht geheimnisvoll schimmerten. Die Verkleidung der Cheopspyramide bestand einst aus einer schneeweißen Kalksteinverbrämung, die sauber und sorgfältig in sich verzapft und unverrückbar verspannt wurde. Sie wurde jedoch zum Aufbau von Kairo entwendet, so dass die Pyramide heute wie eine unverkleidete Schichtpyramide erscheint (siehe auch Endnoten 39, 112 und 134).

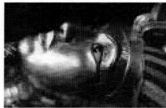

Tutanchamun Goldmaske

[114] *„Ohne mit der Wimper zu zucken"* ist eine alltägliche Wendung, die eine besondere Stärke durch absolute Kontrolle über jegliche Gefühle ausdrückt. Hergeleitet ist sie aus dem Umstand, dass es als ein besonderes Maß von Beherrschung gilt, wenn man sogar seinen Wimpernschlag kontrollieren kann.

[115] Die Bedeutung der alten Redensart *„außer Rand und Band (sein)"* meint heute soviel wie völlig außer sich sein durch unkontrollierte Emotionen. Die Bedeutung führt auf Herstellung von Wein seit der Antike zurück. Bis ins 19. Jahrhundert verwendete man ausschließlich Holzfässer, um den Wein reifen zu lassen. Wenn nun der Wein z.B. beim Ein- oder Umfüllen über den Rand trat, bedauerten dies natürlich alle Beteiligten. Genauso schlecht war es, wenn die seitlichen Bretter („Dauben" genannt) aus dem oberen oder unteren Eisenring traten, also aus dem Band rutschten, das sie zusammenhielt. In beiden Fällen ging ein gewisser Anteil des Bruttoweinprodukt und damit dem Bruttoweinkonsum verloren.

[116] Der Ursprung des Ausdruckes *Mätzchen* ist eine Anspielung auf das Ende der Welt. Im Evangelium des Matthäus handeln die letzten vier Kapitel vom Tode Jesu und vom jüngsten Gericht am Ende der Welt. „Matthäi am letzten", das ist wahlweise das Ende des eigenen Lebens oder das der ganzen Welt. Wenn es für jemanden aller Tage Abend geworden ist, dann ist für ihn „Matthai am letzten". Um vor Gott zu bestehen, sollen in der Konsequenz nach dem Evangelisten Matthäus kurz vor dem Ende der Welt auf keinen Fall Mätzchen gemacht werden, die angesichts des möglichen Todes oder des Weltuntergangs belanglos sind.

[117] *Jerusalem* (arabisch gesprochen: asch-Scharif, hebräisch gesprochen: Yerushalayim) ist eine der ältesten Städte der Welt und wahrscheinlich seit 5.000 Jahren durchgehend bewohnt. Der Gegensatz zwischen Moderne und Antike sticht in dieser Stadt mit ihrer multikulturellen Bevölkerung besonders hervor.

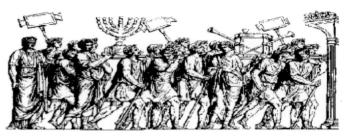
Raub des siebenarmigen Leuchters, Rom, Titusbogen

Die von einer Mauer umgebene Altstadt hat vier Stadtteile: Das Jüdische, das Christliche, das Armenische und das Muslimische Viertel. Die Bevölkerung beläuft sich auf circa 640.000 Menschen.
Die jüdischen Zentren sind die Klagemauer, das jüdische Viertel und das Viertel Mea Shearim. Kernbereiche christlichen Lebens sind das christliche und das armenische Viertel; das wichtigste christliche Bauwerk ist die Grabeskirche. Die moslemischen Zentren sind der Tempelberg mit der Al-Aqsa-Moschee und dem Felsendom sowie das moslemische Viertel.
Die Existenz Jerusalems ist durch ägyptische Quellen seit dem 18. Jahrhundert v. Chr. belegt. Um 587 v. Chr. eroberte der babylonische König Nebukadnezar II. (König von 604 bis 562 v. Chr.) die Stadt und zerstörte den Tempel. Nach der Rückkehr der jüdischen Oberschicht wurde der Tempel durch die Priester Esra und Nehemia im 5. Jh. v. Chr. neu gebaut. Im Jahr 70 n. Chr. wurde er durch den späteren römischen Kaiser (79 bis 81 n. Chr.) Titus Vespasianus zerstört und der siebenarmige Leuchter (hebr. menorah), das antike Symbol der Israelis, geraubt. Unter der Herrschaft von Kaiser Konstantin des Großen (306 - 337 n. Chr.) wurde Jerusalem schließlich zur christlichen Stadt, erklärt, bis dieser Anspruch im Jahr 637 n. Chr. durch die islamische Herrschaft über die Stadt unhaltbar wurde.
Während der Kreuzzüge eroberten christliche Kreuzritter unter Gottfried von Bouillon 1099 Jerusalem, das wenig später im Jahr 1187 durch Saladin (arabisch: Salah ud-Din), dem kurdischstämmigen Sultan von Ägypten, zurückerobert wurde.
Ab 1517 gehörte Jerusalem zum osmanischen Reich und erhielt durch Suleiman den Prächtigen (Sultan von 1520 bis 1566) die berühmte Stadtmauer.
Ab 1860 kamen durch Zuwanderung immer mehr Juden in die Stadt, und es wurden erste Wohngebiete außerhalb der Stadtmauern gegründet.
Jerusalem blieb osmanische Stadt, bis sie im Ersten Weltkrieg 1917 von britischen Truppen besetzt wurde. Nachfolgend nahm durch die zionistische Bewegung auch der Zuzug jüdischer Einwanderer zu, was den Konflikt zwischen Juden und Arabern zuspitzte. Dabei wurde Jerusalem, beziehungsweise der Status der Stadt zum zentralen Streitpunkt. Beide Seiten beanspruchten nach dem Zweiten Weltkrieg die Stadt oder zumindest Teile davon als Hauptstadt.
Der Teilungsvorschlag der Vereinten Nationen des Jahres 1947, der vorsah, auf dem Gebiet des heutigen Israel/Palästina einen jüdischen und einen arabischen Staat zu schaffen und Jerusalem unter internationale Verwaltung zu stellen, wurde nicht verwirklicht. Nach dem Israelischen Unabhängigkeitskrieg 1948/49 (auch als „Palästinakrieg" bezeichnet) hatte die israelische Armee große Gebiete des Landes erobert, und Jerusalem wurde geteilt. Die westlichen Stadtteile fielen an Israel, Ostjerusalem blieb mit dem Westjordanland unter jordanischer Besatzung bis es durch den „Sechstagekrieges" von 1967 auch unter israelische Besatzung fiel. Beide Stadtteile wurden 1980 durch ein Gesetz zusammengefasst und die Stadt zur „ewigen Hauptstadt" des Staates Israel erklärt, was der UN-Sicherheitsrat jedoch für nichtig erklärte.

¹¹⁸ „Methusalah" – auch Methuschelach, *Methusalem* genannt – wird im ersten Buch Mose, im Kapitel 5, Vers 25ff. als neunhundertneunundsechzig Jahre alter Urvater von Noah beschrieben (neben anderen Persönlichkeiten mit einem Alter von mehreren hundert Jahren). Die Beschreibung solcher Personen „biblischen Alters" – die natürlich symbolischen Charakter hat – lässt sich in dem Sinne auslegen, dass die Menschen in den unterschiedlichen Epochen unterschiedlich lange gelebt haben. Davon ging man zumindest aus, als man die Stammbäume der Menschheit in der Bibel aufzeichnete. Am Anfang war die Lebenszeit am längsten, bedingt durch den Umstand, dass sich das Böse am Anfang noch nicht wie zu späteren Zeiten ausgebreitet hatte. Somit gilt „Methusalem" – sein Enkel Noah gilt als der zweitälteste Mann der Bibel – als Sinnbild für einen sehr alten Menschen.

der Teufel und die Kuhhaut, St. Georg, Reichenau

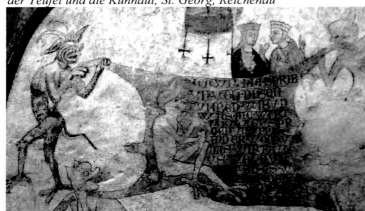

¹¹⁹ Die etwas altertümliche Redewendung *„Das geht unter keine Kuhhaut!"* steht sinngemäß für „übertrieben" oder „unfassbar". Belegt ist diese Wendung erstmals in den „sermones vulgares" von Jaques de Vitry aus dem 13. Jahrhundert. Damals wurden Niederschriften und Zeichnungen generell auf Pergament festgehalten, das normalerweise aus Schafs- oder Kalbshäuten hergestellt wurde, da Papyrus als Alternativmaterial sehr teuer war. Wenn nun eine Niederschrift oder eine Zeichnung ungewöhnlich lang oder umfangreich war, dann passte sie nicht einmal mehr auf eine viel vergrößerte Kuhhaut, sprichwörtlich *„unter keine Kuhhaut"*.

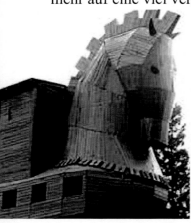

¹²⁰ *„(Jemandem) etwas vom Pferd erzählen"* ist eine Redewendung, die aus der der „Trojanischen Sage", der „Ilias", des griechischen Dichters Homer aus dem 8. Jh. v. Chr. herrührt. Nach vergeblicher zehnjähriger Belagerung Trojas durch die Griechen, ersann der griechische Held Odysseus eine List: Ein großes Holzpferd wurde gebaut, in dessen Körper sich dann die griechischen Soldaten versteckten. Als Odysseus den Trojanern erzählte, es handle sich um ein Opfer-Geschenk der abgezogenen Griechen, brachten sie das Holzpferd in die Stadt, die dann von versteckten Griechen sofort erobert wurde.

Trojanisches Pferd

¹²¹ Die aus dem Mittelalter stammende Wendung *„der Schalk im Nacken"* scheint ihren Ursprung darin zu haben, dass jemand den Schelm, Schalk, Narren oder Jecken hinter den Ohren oder im Nacken hat. Die so bezeichneten Personen galten als verschlagen und listig, als verschmitzt und durchtrieben. Sie waren klüger als es den Anschein hatte, man musste ihnen mit Vorsicht begegnen und durfte ihnen nicht trauen (siehe auch Endnote 66).

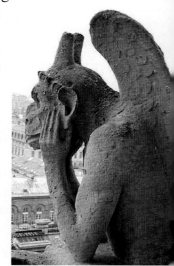

„jeckscher" Wasserspeier,
Paris, Nôtre Dame

[122] *Gaius Iulius Caesar*, in eingedeutschter Schreibweise auch Julius Cäsar (*100 v. Chr. vermutlich in Rom; - † 15. März 44 v. Chr. in Rom), gehört zu den berühmtesten Persönlichkeiten des Altertums.

Er war römischer Staatsmann, Feldherr und Autor, eroberte Gallien, machte sich im anschließenden Bürgerkrieg zum Alleinherrscher in Rom und führte das Ende der Römischen Republik herbei. Nach seiner Ernennung zum Diktator auf Lebenszeit fiel er einem Attentat zum Opfer. Sein Name wurde zum Titel aller nachfolgenden Herrscher, den „Caesaren" des römischen Kaiserreichs und in entlehnter Form als „Kaiser" oder „Zar" zum Titel der Herrscher im Heiligen Römischen Reich und im Russischen Reich vom Mittelalter bis in die Neuzeit. „Caesar" war auch der Titel für einen Mitherrscher im Byzantinischen Reich.

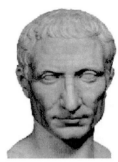

Julius Caesar stammte aus einer der ältesten römischen Adelsfamilie der Julier; die allerdings verarmt und politisch unbedeutend geworden war.

Nachdem er sowohl seine militärische Kompetenz als Heerführer bewiesen hatte, sich regulär durch die Ämter bis hin zum Satthalter von Hispania (Spanien) hochgedient hatte, sah Caesar im Jahre 60 v. Chr. die Chance, seine Kandidatur als Konsul durch eine politisches Bündnis mit Marcus Licinius Crassus (etwa*115/114 - †53 v. Chr.) und Gnaeus Pompeius Magnus (*106 - †48 v. Chr.) zu sichern. Es handelte sich um eine strategische Partnerschaft, die als *erstes Triumvirat* Berühmtheit erlangte. Durch diese Allianz gingen Finanzmittel, militärische Macht und politische Ambitionen eine Art Symbiose ein, bedingt durch den Reichtum Crassus, den Status Pompeius als erfolgreichen General und Caesars politischen Ergeiz.

Durch das Triumvirat wurde Caesar ein auf zehn Jahre verlängertes Prokonsulat in Gallien gegen den Willen des Senats ermöglicht, das damals mit den Provinzen „Gallia Narbonensis", „Gallia Cisalpina" und „Illyricum" die südlichen Gebiete des heutigen Frankreichs erfasste.

Dies führte zu einem wichtigen Machtgewinn für ihn, da er fortan als Prokonsul zwischen 58 und 49 v. Chr. Heere aufstellen konnte, und – obwohl dies nicht zu seinen Pflichten gehörte – begann er in dieser Zeit seine Eroberungsfeldzüge in Gallien und unterwarf alle nicht bereits mit Rom verbündete Stämme der Gallier. Mit seinem Sieg bei Alesia (im heutigen Südfrankreich) über Vercingetorix, dem Fürsten der Arvener, konnte er im Jahr 51 v. Chr. die Eroberung des ganzen freien Keltenlandes abschließen.

Neben der Schilderung vieler Einzelheiten im berühmten Werk „*De Bello Gallico*" war dieses Werk Caesars vor allem dazu bestimmt, seine grausamen Feldzüge zu rechtfertigen.

Die Situation wurde für Caesar schwieriger als 53 v. Chr. Crassus auf einem Feldzug gegen die Parther in Kleinasien ums Leben kam. Zur gleichen Zeit suchte sich Pompeius wieder mit dem Senat zu verständigen, da ihm sein einstiger Juniorpartner Caesar zu mächtig geworden war. Damit war erste Triumvirat erloschen, was für Caesar am Ende seines Prokonsulats auch zu einem Verlust seiner politischen Basis in Rom führte, wo der Senat nunmehr auf die militärische Macht und Fähigkeit des Pompeius setzte.

In dieser Situation schritt er zum Staatsstreich. Trotz des Verbots, gegen den Willen des Senats Militär nach Italien zu bringen, überquerte er am 49 v. Chr. mit 5.000 Soldaten den Grenzfluss Rubikon. Dabei soll der berühmte Satz gefallen sein: „*alea iacta est*", was übersetzt heißt „der Würfel ist geworfen". Ohne auf Widerstand zu stoßen, erreichte Caesar Rom; Pompeius und große Teile des Senats flohen daraufhin nach Griechenland.

Im Jahr 48 v. Chr. wurde Caesar vom einem Teil des Senats erneut zum Konsul gewählt, verfolgte Pompeius und konnte ihn den er in der Schlacht bei Pharsalos in Thessalien (Nordgriechenland) besiegten. Pompeius wurde in Alexandria auf Befehl Ptolemäus XIII. ermordet.

Hier begegnete Caesar der jungen Königin *Kleopatra,* König Ptolemäus´ Schwester und Mitregentin, die er fortan unterstützen sollte.

Es folgen noch zwei Feldzüge: In der Schlacht bei Thapsus im Afrikanischen Krieg besiegte Caesar 46 v. Chr. die republikanischen Senatstruppen unter Scipio und Cato dem Jüngeren (dem Urenkel des berühmten Catos des Älteren) und in der Schlacht bei Munda bezwang er im Jahr 45 v. Chr. im Hispanischen Krieg die Söhne des Pompeius.

Bereits vor der endgültigen Erlangung der Alleinherrschaft in Rom entfaltete Caesar eine umfangreiche Gesetzestätigkeit, um das römische Staatswesen grundlegend zu reformieren. Er ließ die Gesetze kodifizieren, plante die Anlage einer umfangreichen Bibliothek und die Trockenlegung der Pontinischen Sümpfe. Zudem führte er mit dem nach ihm benannten julianischen Kalender einen verbesserten Kalender ein.

Schon nach seiner Rückkehr aus Ägypten im Jahre 46 v. Chr. hatte er sich zum Diktator auf zehn Jahre ernennen lassen. Nach seinem letzten militärischen Erfolg in Spanien wurde er zum „dictator perpetuus", zum Diktator auf Lebenszeit, ernannt. Insbesondere dieser letzte nicht verfassungskonforme Titel erweckte den Verdacht, dass Caesar nach der Königswürde strebte und eine Monarchie einführen wollte.

Es kann gleichwohl nicht eindeutig nachgewiesen werden, ob er bezweckte, durch einen siegreichen Feldzug gegen die Parther im Osten, sich als Monarch zu etablieren. Dieser letzte Plan wurde an den Iden des März (d.h. am 15. März) 44 v. Chr. durch das Attentat der Verschwörer um Marcus Junius Brutus (*85 - †42 v. Chr.) vereitelt. Dem Tod Caesars folgten weitere Bürgerkriege, die bis zum Jahr 31 v. Chr. dauern sollten. Zunächst besiegten Caesars Reiterführer *Marcus Antonius* (um *83 in Rom - †30 v. Chr.) und sein Großneffe und Adoptivsohn *Octavian* (*63 v. Chr. - †14 n. Chr.) die Verschwörer und bildeten mit dem General Marcus Aemilius Lepidus (*87 - †13 v. Chr.) das so genannte *zweite Triumvirat.* Anschließend schaltete Octavian seine Mitstreiter aus und etablierte seine Alleinherrschaft.

Nach dem römischen Schriftsteller Plinius dem Jüngeren (ca. *63 - †113 n. Chr.) leitet sich der Name des Kaisers „Caesar" von dem Wort „caedere" ab, dass mit ausschneiden übersetzt werden kann. Es würde also „der aus dem Mutterleib Geschnittene" bedeuten. Caesar wurde jedoch nicht, wie häufig daraus geschlossen wird, als erster Mensch per Kaiserschnitt geboren. Gemäß des römischen Gesetzes „lex regia" bzw. „lex caesarea" sollte schwangeren Frauen, die während der Geburt verstorben waren, das Kind aus dem Leib geschnitten werden. Dieser Eingriff hatte weniger das Ziel, das Kind zu retten, als vielmehr es getrennt von der Mutter begraben zu können.

Nach Caesars Tod wurde der fünfte Monat des römischen Kalenders, der „Quintilis" in „Julius", im deutschen Juli, umbenannt (siehe auch Endnoten 7, 9, 10, 12, 17, 75, 137, 144 und 145).

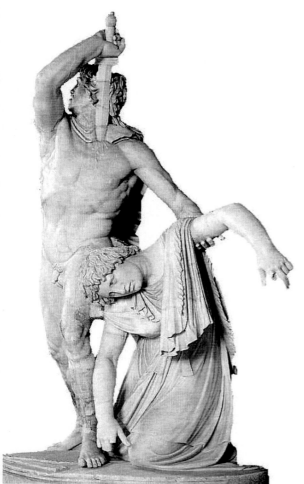

Suizid der Galater, Pergamon, Athen

[123] Das französische Wort „*Filou*" entspricht im Deutschen einem Schelm oder Spitzbuben.

[124] Eine finale Niederlage bezeichnete man oft als *Waterloo*. Man bezieht sich dabei auf die Schlacht bei Waterloo im Jahre 1815. Bei der Ortschaft in der Nähe von Brüssel wurde Napoleon I. nach seiner Wiederkehr aus dem Exil auf der Insel Elba hier von den vereinten Armeen Englands und Preußens unter den Generälen Arthur Wellesley Wellington und Gebhard Leberecht Blücher vernichtend geschlagen. Damit begann in Europa Zeitalter der Restauration, das mit einer Wiederherstellung der politischen Verhältnisse vor der Französischen Revolution einherging und 1815 im „Wiener Kongress" mit Allianzen der Monarchien völkerrechtlich besiegelt wurde. Waterloo liegt in der belgischen Provinz Brabant, daher wird der Ortsname nicht wie englisch „Woterlu" ausgesprochen, sondern so wie man es schreibt, mit langem „o".

[125] Die Redensart „*für jemanden eine Lanze brechen*" ist mittelalterlichen Ursprungs und wird heute gebraucht, wenn ausgedrückt werden soll, dass man jemanden mit allen möglichen Mitteln unterstützt und dabei selbst das Risiko eingeht, einen Nachteil zu erleiden. Dieser bildhafte Ausdruck ist auf die Turnierkämpfe der Ritter zurückzuführen, die stellvertretend für ihren Lehnherren, den Fürsten oder Königen, eine Lanze „brechen" konnten.

[126] Das Zauberwort „*Hokuspokus!*" fällt oftmals zur närrischen Zeit, wenn die Hexen durch die Straßen tanzen. Es geht nicht, wie zuweilen angenommen wird, auf die Abendmahl-Formel „*Hoc est corpus meum*" – aus dem lateinischen übersetzt „*Dies ist mein Leib.*" – zurück, sondern auf die Schöpfung fahrender junger Leute, die sich etwa ab 1550 mit der leeren, pseudolateinischen Formel „Hax pax max Deus adimax" und einigen Taschenspielereien ihr Geld verdienten. In England nannte man wurde einen Taschenspieler „hocus pokos", und in Deutschland war „Ox pox" im 17. und 18. Jahrhundert Zauberei bis es langsam seinen heutigen Wortsinn annahm, der mit Gaukelei und Betrug gleichgesetzt werden kann.

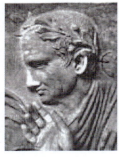

Horaz

[127] *Carpe diem* bedeutet im Lateinischen „*nutze...*" beziehungsweise „*pflücke den Tag*". Es handelt sich dabei um einen berühmten Ausspruch aus Quintus´ Horatius´ Flaccus´ – verkürzt Horaz Oden (1, 11, 8). Es ist eine Aufforderung, seine knappe Zeit zu nutzen und ohne Angst in die Zukunft zu gehen.
Der Ausspruch hat in den 1990er Jahren breiten Eingang in das studentische Leben der Sozio- und Wirtschaftswissenschaftler gefunden. In Zeiten der Studiengebühren, der Maximalstudiendauer, der Drängeleien im Hörsaal und der restlos überfüllten Infrastruktur wird der Spruch als unpolitische Äußerung gegenüber dem Mitstrebenden als Anfeuerung und Schönredung verwendet. Schon vorher fand die Redewendung in der naiven Philosophie der Positiv-Denker und Esoteriker breiten Einzug. Auch Motivations- und Zeitmanagementtrainer nutzen den Ausspruch exzessiv als antike Vorlage für ihre Programme.

[128] Das Sternbild *Großer Bär* (lat. ursa major), das auch als *Großer Wagen* bezeichnet wird, ist das ganze Jahr auf der nördlichen Hemisphäre sichtbar.
Viele Zivilisationen kennen die Konstellation des Großen Bären. Nach der griechischen Mythologie verlor die Nymphe Callisto ihre Jungfräulichkeit an Zeus, der sich als Artemis, Göttin der Jagd, verwandelt hatte. Artemis war entsetzt und verwandelte Callisto in einen Bären. Callistos Sohn, Arcas, tötete beinahe bei der Jagd seine Mutter. Doch *Zeus* und *Artemis* hielten ihn davon ab und setzten ihn als kleinen Bären neben seine Mutter an den Sternenhimmel.

Der Sage nach wurden beide Bären an ihrem Schwanz in den Himmel geschleudert, so dass sie den untypischen Schweif bekamen. Zeus´ Gattin Hera, die eifersüchtig auf die Platzierung von Callisto und Arcas war, bat die Titanin Tethys sie von dort zu entfernen. Tethys verdammte die zwei Sternbilder und ließ sie immer um den Sternenhimmel kreisen und nie unterhalb des Horizontes fallen, so dass sie „nie ein Bad nehmen konnten".
Nach einer indianischen Legende stammten die irdischen Bären dagegen vom Himmel ab, hatten aber auf der Erde ihren Schwanz verloren (siehe auch Endnote 129).

[129] Das Sternbild *Kleiner Bär,* (lat. ursa minor), wird auch als *Kleiner Wagen* bezeichnet. Der Hauptstern dieses Sternbildes, Polaris, legt die Nordrichtung am Firmament fest. Zurzeit ist er etwa 0,8 Grad vom genauen nördlichen Himmelspol entfernt. Er wird auch als Polarstern bezeichnet und befindet sich am Ende der Wagendeichsel.
Im frühen Griechenland war der *Kleine Bär* noch kein eigenständiges Sternbild, sondern Bestandteil des Sternbildes des Drachen, dessen Flügel er darstellte. Erst der griechische Philosoph und Astronom Thales von Milet (ca.*640/39 in Milet in der heutigen Türkei - †546/545 v. Chr.) nahm ihn als eigenes Sternbild in die Astronomie auf. Möglicherweise übernahm er dabei die Konstellation von den Phöniziern, die damals als beherrschende Seemacht im Mittelmeerraum bereits tiefe Kenntnisse der Astronomie besaßen. In der griechischen Mythologie wird dem Kleinen Bären keine besondere Rolle zuteil. Einer Legende nach soll er Arcan darstellen, den Sohn der Nymphe Callisto, die von Zeus verführt wurde. Einem anderen Ursprung nach sollen der Große und der Kleine Bär die beiden Ammen Helike und Kynosura sein, welche Zeus auf Kreta aufzogen (siehe auch Endnote 128).

[130] Das Tierkreiszeichen *Löwe* (lat. leo) liegt zwischen Jungfrau und Krebs auf dem absteigenden Teil der Ekliptik. Es ist aufgrund seiner einprägsamen Anordnung ein auffallendes Sternbild des Winterhimmels und das fünfte Zeichen des Tierkreises.
Mythologisch geht das Sternbild auf die Überwindung des nemeischen Löwen durch den griechischen Sagenhelden Herakles zurück. Dieser konnte mit seiner übermenschlichen Kraft den Löwen, der das Land um Theben ständig bedrohte, nach erbittertem Kampf überwältigen und erwürgen. Jedoch gönnte ihm die Göttin Hera, Gattin des Zeus, seinen Sieg über den Löwen nicht und setzte diesen in den Sternenhimmel, so dass er nachts immer vor Herkules auftauchte.

[131] Das Tierkreiszeichen der *Jungfrau* (lat. virgo) bildet mit seinen Hauptsternen eine Formation, die wie eine liegende Person aussieht. Der markanteste Stern Spica ist in Verlängerung der Deichsel des Sternbild des *Großen Wagens* über den Stern Arcturus im Sternbild des Bärenhüters zu finden. Die übrigen Sterne sind eher unscheinbar und werden oftmals durch die Abenddämmerung überstrahlt. Da die Sonne in den Monaten September und Oktober in diesem Sternbild steht, wird es auch oft mit der Ernte, Fruchtbarkeit und Ackerbau in Verbindung gebracht. Schließlich bedeutet der lateinische Name Spica (Korn-)Ähre.
In der klassischen Mythologie ranken sie sich unterschiedliche Erzählungen um dieses Sternbild. In einer Erzählung stellt das Sternbild die Göttin Persephone dar. Sie war Tochter von Zeus und Demeter, der Getreide- und Fruchtbarkeitsgöttin. Eines Tages wurde Persephone von Hades, dem Gott der Unterwelt, als seine Braut entführt. Selbst Zeus konnte sie nicht mehr retten. Er konnte lediglich das Versprechen gewinnen, dass Persephone die eine Hälfte des Jahres an die Oberfläche zurückkehren durfte, während sie die andere Hälfte des Jahres bei ihrem Mann Hades verbleiben musste.

In einer anderen Erzählung stellt das Sternbild die Göttin Dike dar, Tochter der Themis. Dike lebte zu einer sehr frühen Zeit auf Erden, zu der es noch keinen Krieg und keine Gewalt gab und die Erde dem Garten Eden glich. Als sich jedoch die Menschheit erzürnte, flüchtete sie in die Berge und schließlich an den Himmel.

Nach einer dritten Erzählung verkörpert dieses Sternbild Erigone, und steht in einem inneren Zusammenhang mit den benachbarten Sternbildern Bärenhüter und Kleiner Hund. Nachdem Ikarios die Kunst des Weinanbaus von dem Gott Dionysos gelernt hatte, wollte er seinen Wein unter die Leute bringen und bat ihn einigen Bauern an. Diese hatten noch nie zuvor Wein getrunken und töteten Ikarios, da sie dachten, dass er sie vergiften wollte. Seine Tochter Erigone fand mit dem Hund Maira die Stelle, an der er vergraben war. Aus Trauer starb Erigone den Freitod und wurde als Hundsstern, auch Sirius genannt, im Sternbild Kleiner Hund wiedergeboren. Ikarios fand Eingang in das Himmelsreich als Sternbild des Bärenhüters.

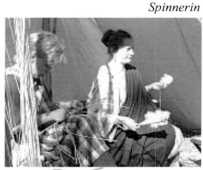
Spinnerin

[132] Unter einem *Altweibersommer* versteht man bekanntlich warme, sonnige Herbsttage, wobei das Wortteil „Weiber" eine Anspielung auf die im Herbst umher fliegenden Spinnfäden ist, an denen sich junge Spinnen vom Wind fort tragen lassen. Diese Erscheinungen wähnte man früher als Gespinst von Elfen, Zwergen und sogar zuweilen von Maria selbst. Man nannte sie daher unter anderem „Marienseide". Diese Jahreszeit wird auch Frauen-, Gallen- oder Weibersommer genannt.

Eine andere Deutung für die Entstehung des Wortes „Altweibersommer" kann auch in einem Bezug auf die alten Frauen liegen, die sich bis ins 19. Jahrhundert in dieser Jahreszeit, in der der Hanf gewonnen und die Sonne noch genügend Licht spendet, besonders der Arbeit am Spinnrad widmeten.

[133] Das Tierkreiszeichen der *Zwillinge* (lat. gemini) bildet ein lang gezogenes liegendes Rechteck. Die beiden westlichen Eckpunkte bilden die hellen Sterne Castor und Pollux. Durch den östlichen Teil der *Zwillinge* zieht sich das Band der Milchstraße.

In der griechischen Mytologie waren Castor und Ploydeukes – Pollux ist die lateinische Bezeichnung – unzertrennliche Zwillingsbrüder. Ihre Mutter Leda empfing Castor von ihrem Ehemann, dem König Tyndareos von Sparta und Pollux von Zeus, der sich ihr in Gestalt eines Schwanes genähert hatte. Daher war Castor menschlich und sterblich, Pollux dagegen göttlicher Herkunft und unsterblich. Die Brüder schlossen sich „Jason und den Argonauten" bei deren Suche nach dem goldenen Vlies an und erlebten zahlreiche Abenteuer. Bei einem Streit mit ihren Weggefährten, den Zwillingsbrüdern Lykeus und Idas, ging Pollux als einziger Überlebender hervor. Er wandte sich an seinen göttlichen Vater Zeus und bat ihn, seine eigene Unsterblichkeit mit Castor teilen zu dürfen. Und so konnten die Brüder fortan abwechselnd im Hades und auf dem Olymp leben und wurden von Zeus als Sternbild am Himmel verewigt. In Rom hat man den Gottesbrüdern und Zeusknaben (griech. Dioskuroi) am kapitolinischen Hügel als Roßebändiger ein Denkmal gesetzt. Die großen Skulpturen erinnern an ihren sagenhaften Beistand im Kampf Roms gegen die Latiner (siehe auch Endnoten 7 und 51).

[134] Das Wort *Mumie* dürfte vom arabischen Wort *mumiyah* abgeleitet sein, was Bitumen bedeutet. Man glaubte lange Zeit, dass die Ägypter ihre Mumien mittels Bitumen konservierten, jedoch bestand die schwarze Masse, die man bei Ausgrabungen gefunden hatte, aus Ölen und Harzen, die sich im Laufe der Jahrtausende verändert hatten.

Mens sana in corpore sano! - Beziehungsweise - Ein gesunder Geist in einem gesunden Körper!

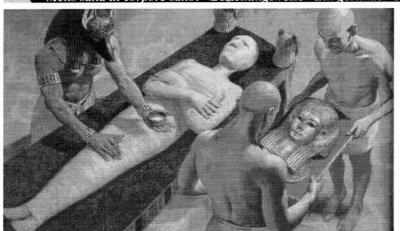

Im alten Ägypten wurde vor allem die Flüssigkeitsmumifizierung praktiziert. Zunächst wurde das Gehirn des Leichnams mit einem Hacken durch die Nase gezogen. Durch Öffnen des Leichnams oder Weiten des Anus wurde eine Mischung aus Zedernöl, Radieschenpresssaft und Myrrhenöl in die Öffnung eingeträufelt. Der Leichnam wurde daraufhin mit angewinkelten Knien zusammengebunden und in einen länglichen, großen Tontopf („Pithos") gesteckt, der mit speziellem Öl aufgefüllt wurde. Dort verblieb der Leichnam etwa vier bis sechs Wochen. Wenn er dann entnommen wurde, waren die inneren Organe, die sich durch die Ölmischung verflüssigt und konnten abfließen, so dass nur das Skelett und die Haut übrig bleiben. Anschließend wurde Leichnam gewaschen und äußerlich mit einer Mischung aus Kamel- oder Pferdeurin sowie speziellen Ölen gegerbt.

Bei hochgestellten Persönlichkeiten war es üblich, die inneren Organe in spezielle Gefäße zu verbringen, den so genannten Kanopen. Sie wurden also nicht verflüssigt. Das Herz beließ man an seinem Platz in der ausgestopften Leiche. Paradoxerweise sind die billig mit Rettichöl balsamierten Körper am besten erhalten geblieben.

Gelegentlich wurde der Leichnam zusätzlich mit einer Mischung aus Wolle und getrockneten, antiseptischen, wohlriechenden Kräutern ausgestopft. In der Archäologie ist umstritten, ob diese Technik originär von den alten Ägyptern oder in Kreta im Umfeld des minoischen Tempels entwickelt wurde und dann in Ägypten in frühdynastischer Zeit im 3. Jahrtausend v. Chr. übernommen wurde, da der Auferstehungsgedanke auf Kreta selbst keine Wurzeln hat.

Im Laufe der Zeit perfektionierten die Ägypter die Kunst der Mumifizierung. Nach ihrer religiösen Überzeugung musste der Körper für ein Leben nach dem Tod unversehrt sein. Tausende von Mumien wurden im Laufe der Zeit gefunden, darunter auch einige von Herrscherpersönlichkeiten in den Grabkammern der Pyramiden. Als bekannteste Mumien gelten die von Ramses II. (Pharao von circa 1290 bis 1224 v. Chr.) und Tutanchamun (Pharao von circa 1347/46 bis 1337/36 v. Chr.).

Bedingt durch den hohen Preis der Öle und Substanzen, die für die Mumifizierung im alten Ägypten notwendig waren, gab es entsprechend unterschiedliche Qualitäten der Mumifizierung. Pharaonen und ihre Gattinnen, zudem gelegentlich auch Katzen, die als Tiergötter verehrt wurden, wurden durchweg mit der höchsten Qualitätsstufe mumifiziert. Auch reiche Bewohner konnten sich eine Mumifizierung leisten, jedoch war dies eher selten, da die meisten Bürger völlig mittel- und besitzlos waren (siehe auch Endnoten 39 und 113).

[135] Unter *Nubien* wird historisch das Gebiet zwischen dem 1. Nilkatarakt bei Assuan in Ägypten und dem 4. Nilkatarakt bei Karima im Sudan verstanden.
Man unterscheidet dabei zwischen Unternubien, das geographisch zwischen Assuan und Wadi Halfa liegt und Obernubien, das sich von Wadi Halfa bis Karima erstreckt.
Nubien gilt als Schnittstelle zwischen der eher dem Mittelmeerraum zuzurechnenden ägyptischen und der schwarzafrikanischen Kultur.

Mens sana in corpore sano! - Beziehungsweise - Ein gesunder Geist in einem gesunden Körper!

Die Vorgeschichte Nubiens – und insbesondere Unternubiens – wird in einzelne Kulturgruppen eingeteilt, die mit Buchstaben bezeichnet werden. Von den alten Ägyptern wurde Nubien als „Kusch" bezeichnet. Um 1500 v. Chr. eroberten die Pharaonen des ägyptischen Neuen Reiches das Reich von Kerma und Nubien bis zum 5. Nilkatarakt. In der Folge wurden die nubischen Völker kulturell weitgehend assimiliert. Die ägyptische Besatzung dauerte bis etwa 1000 v. Chr. als nubische Fürsten in der Gegend von Karima einen Staat gründeten, der den alten Namen Kusch übernahm und rasch expandierte. Um 700 v. Chr. wurde Ägypten von den Nubiern erobert, welche ab der 25. Dynastie über Ägypten herrschten bis um 660 v. Chr. Ägypten mit Unterstützung aus Assyrien wieder die Unabhängigkeit von Nubien erlangte. Um 300 v. Chr. wurde die Hauptstadt von Nepata (dem heutigen Karima) nach Meroe nördlich von Khartum verlegt und die kulturelle Anlehnung an Ägypten mehr und mehr aufgegeben, was sich u. a. in der Entwicklung einer eigenen Schrift und dem Gebrauch der meroitischen Sprache in offiziellen Texten ausdrückte. Um 300 n. Chr. ging das Reich von Kusch unter, und im 6. nachchristlichen Jahrhundert wurde Nubien christianisiert. In dieser Zeit bildeten sich die Fürstentümer von Nobatia, Makuria und Alwa.
Im 16. Jahrhundert wurde Nubien islamisiert, später von Ägypten erobert und ging nach der englischen Kolonialzeit 1956 im Staat Sudan auf (siehe auch Endnote 39).

[136] Siehe Endnote 33.

[137] Die Königsdynastie der *Ptolemäer* wurde nach der Eroberung Ägyptens durch die Griechen unter *Alexander dem Großen* durch Ptolemaius I. 304 v. Chr. begründet. Es handelte sich dabei um eines von drei Diadochenreichen mit der Residenzstadt Alexandria. Die weiteren Diadochenstaaten wurden von den Antigoniden in Makedonien und den Seleukiden in Vorderasien begründet. Sie wurden nach dem Tod *Alexanders des Großen* von seinen Feldherren gegründet. Das Ptolemäerreich in Ägypten endete 30 v. Chr. mit dem Tod *Kleopatras* und ihres von Julius Caesar empfangenen Sohnes Caesarion, Ptolemaius XV. als das Königreich Ägypten römische Provinz wurde (siehe auch Endnoten 7, 9, 10, 11, 122, 145 und 150).

[138] Die *Pharisäer* legten die geistigen Grundlagen für das heutige Rabbinische Judentum. Im Gegensatz zu anderen Ausrichtungen im antiken Judentum verpflichteten sich die Pharisäer nicht nur dem im *Tanach,* der jüdischen Bibel, niedergeschriebenen Gesetz Mose zu folgen, sondern auch die mündlich überlieferten „Vorschriften der Vorfahren" der älteren Gesetzeslehrer zu befolgen. In späterer Zeit entstand eine eher verächtliche Redewendung, die Synonym für ein selbstgerechtes Verhalten ist. Im übertragenen Sinne werden heuchlerische, scheinheilige oder von oben herabblickende Menschen als *„Pharisäer"* bezeichnet.

[139] *Tacheles* ist ein dem Jiddischen entlehntes Wort, welches mit dem im hebräischen Wort „tachilit" verwandt ist. Dieses steht für Ziel oder zweckmäßiges Handeln. Im Wortsinn übertragen bedeutet *„Tacheles reden"* umgangssprachlich so viel wie „zur Sache kommen".

[140] *„Du sprichst ein wahres Wort gelassen aus"* ist ein fast wortwörtlich übernommenes Zitat aus Johann Wolfgang von Goethes (*1749 - †1832) Drama „Iphigenie auf Tauris".

Es ist die Antwort König Thaos´ auf die Enthüllung der Iphigenie, sie sei aus dem Geschlecht der Tantalus, einem mordlüsterndem Geschlecht. Richtig zitiert hieße es allerdings: „*Du sprichst ein großes Wort gelassen aus.*" Heute bemerkt man oft scherzhaft „*Du sprichst ein großes Wort gelassen aus*", wenn jemand eine überraschende und gewichtige Äußerung macht. Wenn man hingegen betonen möchte, dass eine zutreffende Feststellung gefallen sei, könnte der Kommentar abgegeben werden: „*Du sprichst ein wahres Wort gelassen aus.*"

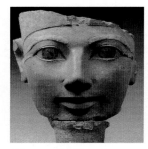

[141] Die weitaus meisten *Pharaonen* Ägyptens waren männlichen Geschlechts, jedoch gab es in jeder Periode der ägyptischen Geschichte auch immer wieder weibliche Herrscher. Die bekannteste ist die Königin Hatschepsut (etwa *1479 - †1458 v. Chr.) aus der 18. Dynastie. Nach der Eroberung Ägyptens durch *Alexander den Großen von Makedonien* 332 v. Chr. herrschten die griechischen Ptolemäer über das Land, deren bekannteste Vertreterin sicherlich Kleopatra VII. (wohl *69 - †30 v. Chr.) war (siehe auch Endnoten 10, 39 und 137).

Pharaonin Hatschepsut

[142] Die Bezeichnung *Kopten* geht über das arabische Wort „al-qipt" auf das griechischen „*Aigyptos*" zurück, das ursprünglich die Bewohner Ägyptens bezeichnete. Seitdem im 7. Jahrhundert Ägypten unter muslimische Herrschaft fiel, bezieht sich der Begriff Kopten nur noch auf die traditionell christliche Bevölkerung Ägyptens, die sich als Nachfolger der alten Ägypter versteht und durch den Apostel Markus bereits im 1. Jh. n. Chr. christianisiert wurde. Dieser wurde als Kirchengründer Ägyptens zum ersten Patriarchen der Koptisch-Orthodoxen Kirche, die als eine der ältesten Kirchen auch Wiege des Mönchtums und Märtyrer wurde. Ausgangspunkt der Missionsreisen des heiligen Markus war *Alexandria,* wo er eine Theologische Schule gründete, weshalb die koptische Kirche auch „Alexandrinische Kirche" genannt wird. Nach der islamischen Eroberung Ägyptens wurde das koptische Christentum eine oft benachteiligte Minderheitenreligion (siehe auch Endnoten 145 und 151).

[143] Unter *Katakomben* versteht man die frühchristlichen unterirdischen Begräbnisstätten in Rom, die vom 1. bis zum 3. Jh. n. Chr. als geheimer Treffpunkt der verfolgten Christen für Gebet, Weihe und Bestattung genutzt wurden. In der Regel wurden die Toten jedoch nicht direkt in den Katakomben beigesetzt, sondern die Gebeine auf den Friedhöfen exhumiert und in die Katakomben überführt. Besonders bekannt sind die von den ersten Christen in Rom für heimliche Gottesdienstfeiern benutzten unterirdischen Grabanlagen (siehe auch Endnote 7).

[144] Wann man heute in salopper Weise von einem unendlich fernen Datum spricht, dann wird dieses einstweilen auch *Sankt Nimmerleinstag* genannt. Früher galt dafür auch der fiktive katholische Feiertag „Mariä Beschneidung".
Manchmal fällt auch der Ausdruck „Ad kalendas graecas" anstelle des St. Nimmerleinstages, um in etwas hochgestochener Manier, ein Datum, das niemals eintritt, zu benennen.
„Kalendae" war bei den Römern der erste Tag im Monat. Es war üblich, an diesem Tag oder dem „Iden", dem Tag der Monatsmitte, seine Schulden zu tilgen. Die Griechen dagegen hatten keine besondere Bezeichnung für den „Monatsersten" oder dem „Iden". So pflegte man später in Rom von säumigen Schuldnern zu sagen, sie würden „Ad kalendas graecas" zahlen.

[145] *Alexandria* (historisch auch *Alexandreia* und arbisch, *al-Iskandariyya* genannt) ist mit ca. 3, 5 Millionen Einwohnern die zweitgrößte Stadt Ägyptens. Sie wurde im Jahre 331 v. Chr. von Alexander dem Großen gegründet. Hier entstand auch im Jahre 299 v. Chr. mit dem 140

Mens sana in corpore sano! - Beziehungsweise - Ein gesunder Geist in einem gesunden Körper!

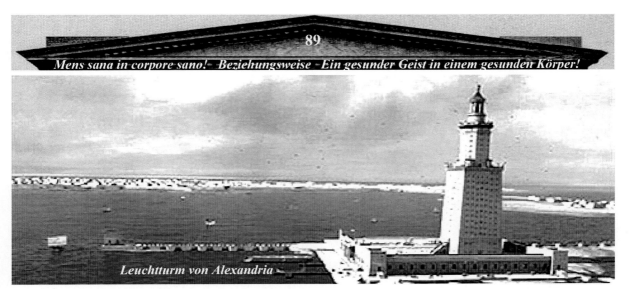

Leuchtturm von Alexandria

Meter hohen „Leuchtturm von Alexandria" eines der sieben Weltwunder des Altertums. Unter den Ptolemäern war sie mit ihrer berühmten Hochschule und Alexandrinischer Bibliothek geistiger Mittelpunkt der hellenistischen Antike, wo sich ägyptische mitasiatischer und hellenistische Kultur- und Wissenschaft befruchtete (siehe auch Endnoten 137, 142, 150 und 151).

[146] Der lateinische Ausdruck „*tabula rasa*" hat eine doppelte Bedeutung. In der Philosophie war damit seit dem Mittelalter im übertragenen Sinne die Seele (als Ort der göttlichen Erkenntnis des Menschen) in ihrem ursprünglichen Zustand, vor der Erfahrung weltlicher Eindrücke, gemeint.

Im konkreten Sinne war *tabula rasa* im Altertum eine wachsüberzogene Schreibtafel, auf der nach dem Beschreiben die Schrift wieder vollständig entfernt werden konnte. Da Tierhäute sehr teuer gehandelt wurden, behalf man sich mit Wachstäfelchen, die mit Spatel beschrieben wurden. „*Tabula Rasa*" bzw. „*Reinen Tisch machen*" drückte das Glätten der Wachstäfelchen aus, um wieder eine glatte Oberfläche zur Beschriftung zu haben. Im Laufe der Zeit erweiterte sich der Sinn des Ausdruckes dahingehend, dass es soviel bedeutete, wie „klare Verhältnisse schaffen" bzw. in „schonungsloser Weise undurchsichtige Verhältnisse aufklären."

[147] Siehe Endnote 11.

[148] Wenn man etwas „*auf den Kopf haut*", dann ist man ausgesprochen großzügig mit Ausgaben jeder Art und alles andere als kleinlich. Entstanden ist der Ausdruck im Mittelalter. Damals war es üblich, Münzen mit dem Zahlwert nach oben auf den Tisch zu legen, da es meist keine einheitlichen Münzgrößen gab. Auf der Rückseite war in der Regel der Kopf des Königs oder einer anderen Herrscherpersönlichkeit abgebildet. Man hat also zum Bezahlen die Münze wortwörtlich auf den Kopf gehauen".

[149] „*Jemandem die Leviten lesen*" ist eine umgangssprachliche Redewendung, die sich auf die Ermahnung, Zurechtweisung oder Rüge einer Person bezieht; Das dritte Buch Mose enthält fast ausschließlich göttliche Gesetzesvorschriften. Nach der mittelalterlichen Überlieferung wollte der Bischof Chrodegang von Metz, im 8. Jahrhundert gegen das nicht ganz etwas zuchtlose Leben seiner Geistlichkeit vorgehen. Dazu las Chrodegang den Geistlichen regelmäßig aus dem dritten Buch Mose vor. Auf lateinisch heisst es „Leviticus", weil

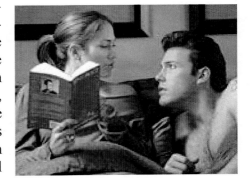

Mens sana in corpore sano! - Beziehungsweise - Ein gesunder Geist in einem gesunden Körper!

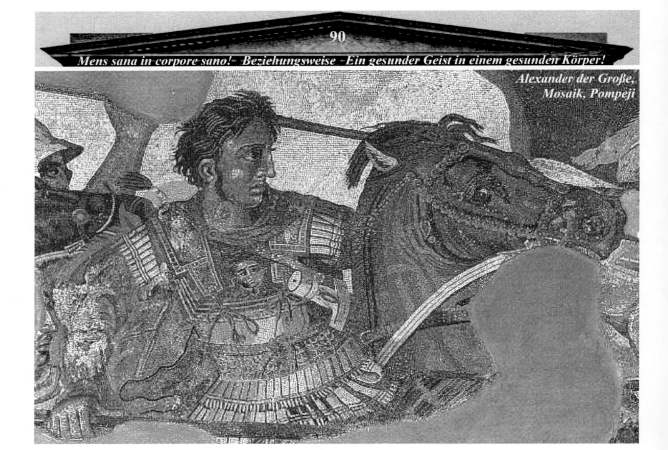

Alexander der Große, Mosaik, Pompeji

es vor allem Verhaltensmaßregeln für Leviten, den Priestern im alten Israel, enthält. Es wirkte naturgemäß für die Betroffenen wie eine Strafe, sich dauernd Lesungen aus dem „Leviticus" anhören zu müssen. Die Redewendung *„Jemandem die Leviten lesen"* im Sinne von „jemandem eine Strafpredigt halten" rührt also von diesem Brauch her, jemandem zur Maßregelung aus dem „Leviticus" vorzulesen.

Als Leviten bezeichnete man ursprünglich die Angehörigen eines der zwölf Stämme Israels, des Stammes Levi. Seinen Namen erhielt dieser Stamm, nach einem der zwölf Söhne Jakobs.

[150] *Alexander der Große* (*356 in Pella - 323 v. †Chr. in Babylon) war einer der erfolgreichsten Heerführer des Altertums. Er übernahm im Jahr 336 v. Chr. nach dem Tod seines Vaters Philippos II. die Herrschaft über Makedonien, schlug Aufstände im eigenen Land nieder und sicherte seine Grenzen. Als Oberbefehlshaber der griechischen Truppen besiegte er 333 v. Chr. die Perser unter dem König Dareios III. (König des persischen Reiches von 336 bis 330 v. Chr.) in der Schlacht bei Issos. In der Folge wurden Kleinasien und Syrien Alexanders Reich einverleibt, wie auch Ägypten, das sich kampflos ergab. Alexander wurde zum Pharao gekrönt und gründete die Residenzstadt *Alexandria*. Auf einer Pilgerfahrt begrüßen Priester den Feldherrn als „Sohn des Zeus", ein Titel, mit dem er sich fortan selbst bezeichnete. Im Jahr 331 v. Chr. siegte er bei Gaugamela über die persische Streitmacht, nahm Babylon, Susa und Persepolis ein und lies sich zum König von Asien ausgerufen. Ab 326 v. Chr. unternahm Alexander mehrere Vorstöße nach Indien, überquerte den Indus und eroberte den Pandschab bis zum heutigen Fluss Beas und erreichte 323 v. Chr. wieder Babylon. Hier erlag er während der Vorbereitungen zu einer Flottenexpedition um die Arabische Halbinsel einer Fieberinfektion und starb im Alter von nur 33 Jahren.

Im Verlauf seiner Feldzüge hatte er viele Städte mit dem Namen Alexandria gegründet, und dort wie auch in seinem übrigen Herrschaftsgebiet das griechische Kulturgut verbreitet, in seinem Hofzeremoniell aber auch orientalische Traditionen aufgenommen, wie bspw. die Proskynese: Das Küssen der Füße des Herrschers (siehe auch Endnoten 137, 145 und 151).

[151] Die legendäre *Alexandrinische Bibliotek*, die öffentlich zugänglich war, wurde von Ptolemaios I. im Jahr 288 v. Chr. am Hafen von *Alexandria* gegründet. Hier fand ein reger wissenschaftlicher Austausch der Gelehrten der Antike statt, welche die wichtigsten Schriftwerke sammelten, übersetzten und gemeinsame Forschungsarbeit leisteten. So wurde in der *Alexandrinischen Bibliotek* erstmals das Alte Testament vom hebräischen ins griechische übersetzt. Die Bibliothek wurde zum intellektuellen Zentrum der antiken Welt. Als jedoch Julius Caesar im Jahre 48 v. Chr. Alexandria im Machtkampf gegen seinen Rivalen Pompeius besetzte und die ägyptische Flotte in Brand setzte, sprang ein Feuer auf die Bibliothek über und vernichtete unersetzliche Werke. Vor der Eroberung Ägyptens durch die Araber im 7. Jahrhundert wurde in einer zweiten im Stadtzentrum befindlichen Bibliothek, dem „Serpeum", die wissenschaftliche Arbeit weitergeführt bis auch diese Tradition mit der Ermordung der neuplatonischen Wissenschaftlerin Hypathia (ca. *370 - †415 n. Chr.) durch fanatische Christen im Jahre 415 n. Chr. ihr Ende fand. Damit war gewissermaßen ein kollektives Gedächtnis der antiken Welt erloschen (siehe auch Endnoten 122, 137, 142, 145 und 150).

[152] Der etwas veraltete Kraftausdruck „*Himmel, Arsch und Zwirn!*" ist aus der alemannischen Mundart entstanden und lautete ursprünglich auf „*Himmel, Arsch und Wolkenbruch!*" Damit war ein sprichwörtliches Mistwetter gemeint. Um dem Wolkebruch zu trotzen, hätten die Bauern den offenen Himmel zunähen wollen und fädelten so im Laufe der Zeit das Wörtchen Zwirn in die Phrase ein. Später bekam die Wendung einen allgemeineren Sinn und so meint man heute mit dem zumeist von Verärgerung getragenen Ausruf „*Himmel, Arsch und Zwirn!*" ein nachteiliges, unangenehmes oder ärgerliches Erlebnis.

[153] „*Das schreit zum Himmel*" meint als Redewendung biblischen Ursprungs, dass das, was geschieht, dermaßen schlimm ist, dass es nicht ungehört bleiben kann, so wie die Geschichte von Kains Brudermord aus dem ersten Buch Mose (Kapitel. 4, Vers 1 bis16).
Nachdem Kain seinen Bruder Abel getötet hatte, sprach Gott zu Kain: „*Was hast du getan? Die Stimme des Blutes deines Bruders schreit zu mir von der Erde.*" Die Schuld, die er als Mensch vor Gott auf sich geladen hatte, lies sich also nicht einfach totschweigen. Kain wurde von dem Land, das ihn eigentlich ernähren sollte und das er mit dem Blut seines Bruders tränkte, vertrieben. Aber trotz seiner Schuld blieb Kain nicht gänzlich ohne göttlichen Schutz, denn in der Bibel heißt es weiter: „*Und der Herr machte ein Zeichen an Kain, dass ihn niemand erschlüge, der ihn fände.*"

[154] Das *Kolosseum*, auch als *Amphitheatrum Flavium* bezeichnet, wurde 80 n. Chr. von Kaiser Titus Flavius Vespasianus (Kaiser von 79 bis 81 n. Chr.) im alten Rom eingeweiht.

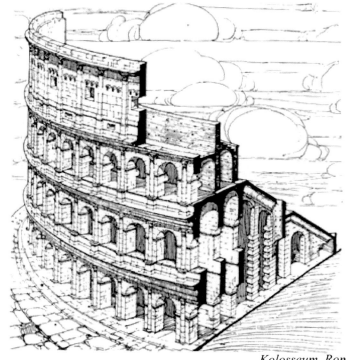

Kolosseum, Rom

Mens sana in corpore sano! - Beziehungsweise - Ein gesunder Geist in einem gesunden Körper!

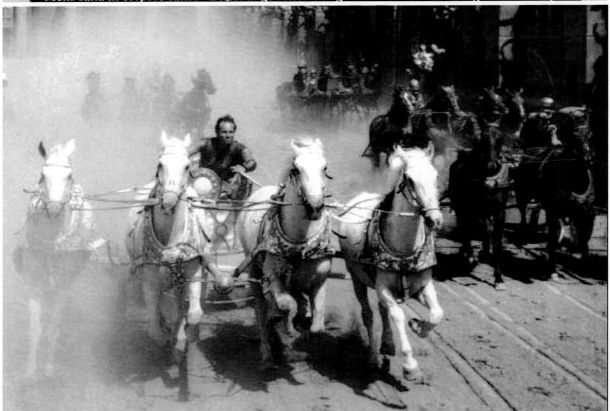

Es war mit 188 Metern Länge und 56 Metern Breite das größte seiner Art und bot bis 75.000 Besuchern Platz. Es stellt heute das größte römische Bauwerk der Antike dar und liefert mit seiner charakteristischen Bogengliederung des ellipsenförmigen Baukörpers ein klassisches Beispiel für die konsequente Anwendung des Rundbogens in der römischen Architektur. Gegenüber dem *Kolosseum* befindet sich der berühmte Konstantinbogen, der besterhaltene Triumphbogen aus der römischen Geschichte (siehe auch Endnote 7).

[155] *Wagenrennen* sind ein typisches Beispiel für den alten politischen Leitspruch *„panem et circenses"* – aus dem lateinischen übersetzt: *„Brot und Spiele" (für das Volk)*. Sie nahmen im römischen Kulturleben einen hohen Stellenwert ein und waren wie die Olympischen Spiele der Griechen ursprünglich religiös-kultischen Ursprungs.
Der Überlieferung nach wurden seit der Gründung Roms 753 v. Chr. jährlich am 21. August Opferfeiern und Pferdewettrennen zu Ehren des Ackerbau-Gottes „Consus" abgehalten. Nach den eigentlichen Rennen wurden deshalb Göttermahle veranstaltet, bei denen die Zuschauer verköstigt wurden. Mit dem Anwachsen der Stadt verlegte der römische König Tarquinus Priscus (König von 534 bis 509 v. Chr.) die Rennen in eine schmale Talsenke, dem Murciatal, zwischen den Hügeln Aventin und Palatin. Hier entstand später auch der „Circus Maximus", der bis zu 300.000 Menschen Platz bot.
Für die Rennen benutzte man in der Regel kleine und leicht gebaute Wagen auf zwei Rädern als Zwei- oder Vierspänner. Sie wurden in Gruppen zusammengefasst, die zunächst aus acht und später aus zwölf Gespannen bestanden. Zur deutlichen Kennzeichnung hatten sie unterschiedliche Farben.
Die Pferde wurden für ihre Aufgabe sorgfältig ausgewählt, ausgebildet und vorbereitet. Die Lenker trugen krumme Messer, um im Falle eines Sturzes die Zügel durchtrennen zu können.

Mens sana in corpore sano! – Beziehungsweise – Ein gesunder Geist in einem gesunden Körper!

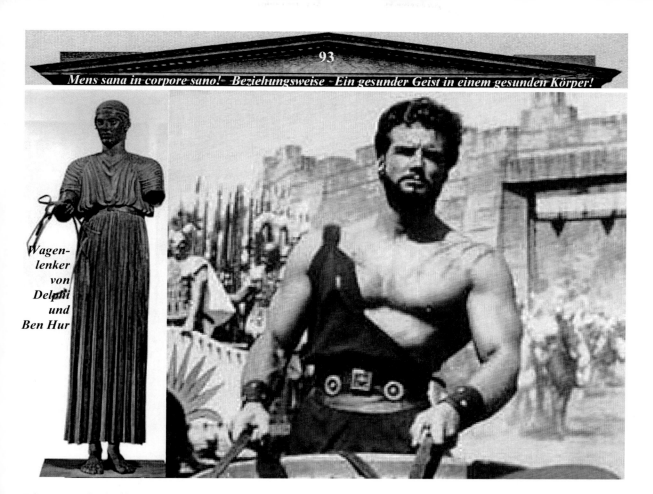

Wagenlenker von Delphi und Ben Hur

Dies war deshalb nötig, da die Zügel um den Körper des Lenkers gewickelt waren. So konnte der Fahrer problemlos mit der linken Hand lenken und mit der rechten die Peitsche schwenken. Während des Rennens – lateinisch „missus" genannt – mussten die Wagen sieben Mal die Bahn durchrasen, wobei Start- und Zielpunkte vor der Loge des Veranstalters lagen. Die Länge der Gesamtstrecke betrug nach sieben Runden etwa 5200 Meter. Ursprünglich gab es zwölf Rennen am Tag, deren Zahl sich aber später auf 24 verdoppelte.
Die offizielle Siegesprämie bestand aus einer Siegespalme, die von den Kampfrichtern überreicht wurde. Daneben gab es jedoch Geldprämien, die von Gönnern gestiftet wurden.
Es gab Lenker, die an mehr als 5000 Rennen teilnahmen, ein Vermögen verdienten und zudem große Popularität erlangten.
Die römischen Bürger nahmen sehr lebhaften Anteil an den Wagenrennen. Je nach Fahrergruppen und Gespannfarben bildeten sich unter den Zuschauern Parteien. Die Rivalität ging dabei so weit, dass innenpolitische Fragen (nach den Wagenrennen nicht selten auch gewaltsam) ausgetragen werden konnten (siehe auch Endnote 52).

[156] Nach dem gleichnamigen Monumental-Film aus dem Jahr 1959 war *Ben Hur* ein legendärer jüdischer Wagenlenker im 1. Jh. n. Chr. Die Geschichte beruht auf dem Roman *„Ben-Hur: a tale of Christ"* den der amerikanischen Generals und Politikers Lew Wallace 1880 veröffentlichte (siehe auch Endnote 155).

[157] Ein *Schindluder* war im Mittelalter ein todkrankes Tier, das zum „Schinder", dem Abdecker, kam. „Luder" hieß das Fleisch von so einem Tier, das als Lockfutter für Raubwild benutzt wurde. „Schindluder" war also ein grobes Schimpfwort, wurde aber gelegentlich auch scherzhaft benutzt.
Heute hört man diese Wendung noch, wenn jemand eine unangenehmenBehandlung überdrüssig ist. Der Ausruf *„ich lass' doch nicht Schindluder mit mir treiben (bzw. spielen)"*

kommt dem ursprünglichen Sinn sehr nahe, da man sich mit so einem Ausruf früher verwehrte, sich wie ein dem Tod geweihtes Tier behandeln zu lassen.

[158] Zitat *Mephistophes'* in Goethes „Faust". Nach dem Pakt mit *Mephistopheles* werden in den folgenden beiden Szenen die Unzulänglichkeiten des Lehrens und Lernens ironisch beleuchtet: Der Dialog zwischen dem als Faust verkleideten *Mephistopheles* und einem Rat suchenden Studenten ist eine Witz sprühende Satire auf die Hochschulfakultäten, die im übrigen auch schon den Übergang vom Wissensdurst zur Liebeslust vorbereitet. Im daran anschließenden studentischen Saufgelage in „Auerbachs Keller" in Leipzig, wohin Mephistopheles Faust auf seinem Zaubermantel führt, illustriert Mephistos seine Geringschätzung der Intelligenz des Menschen. Er bringt seine Ansicht mit den Worten auf den Punkt: *„Er nennt's Vernunft und braucht's allein, nur tierischer als jedes Tier zu sein."*

[159] Siehe Endnoten 12 und 53.

[160] *Das Tuten und Blasen* war im Mittelalter eine typische Aufgabe des Nachtwächters, der sozial den unteren Berufsgruppen zuzuordnen war. Wer selbst *„vom Tuten und Blasen keine Ahnung"* hatte, also nicht einmal zu dieser Tätigkeit befähigt war, galt damals – seit dem 16. Jahrhundert ist diese Redensart bereits überliefert – wie heute als nicht besonders intelligent.

[161] Siehe Endnote 28.

[162] Das Wort *Tollpatsch* kommt ursprünglich aus Ungarn. Die ungarischen Soldaten des 17. Jahrhunderts, die „talpas", trugen an ihren Stiefeln breite Sohlen, die „talp" genannt wurden. In Österreich-Ungarn entstand daraus dann das Wort *„Tolpatsch"*, das zunächst einen besonders „breitfüßigen" Menschen meinte und später im gesamten deutschen Sprachraum ein Ausdruck für eine schwerfällige oder ungeschickte Person wurde.

[163] Bei der Bezeichnung *Tyrann* handelt es sich um das eingedeutschte lateinische Wort *tyrannus,* welches gleichbedeutend mit dem griechischen *týrannos* ist. Dieser im antiken Griechenland geprägte Begriff bezeichnete eine Person mit uneingeschränkter Machtfülle, die auf diese Weise wie ein Alleinherrscher agieren konnte. Der Tyrann war Führer der Tyrannis, einer antiken griechischen Staatsform.
Die Verwendung und Bedeutung des Tyrannen verlagerte sich im Laufe der Zeit immer mehr in die Richtung des willkürlichen Gewaltherrschers, wodurch sich dann die Wendung *„jemanden tyrannisieren"* entwickelte. Entsprechend nennt man heutzutage Herrschaftsformen mit *Tyrannen* an der Spitze *Tyrannei,* was einer totalitären „Gewaltherrschaft" entspricht.
Die Tyrannenherrschaft hat aber auch eigene künstlerische Einflüsse erzeugt, die jedoch meist dem narzistischen Interesse der jeweiligen Herrscher untergeordnet oder zur Verklärung ihrer politischen Interessen bestimmt waren.
In einem frühen Gedicht drückt der Dichter Heinrich Heine (*1797 - †1856) dies mit den Worten aus: *„Der Herrscher - ein deplazierter Künstlergeist - oft grausam und exzentrisch, war doch stets ein Wechseltakt im Rhythmus der Geschichte."*

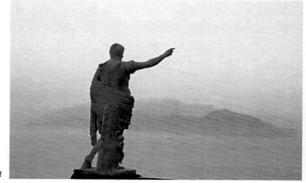

Marcus Antonius Statue, Actium

Mens sana in corpore sano! - Beziehungsweise - Ein gesunder Geist in einem gesunden Körper!

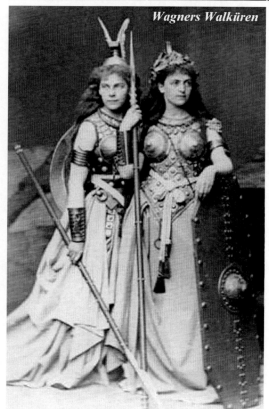

Wagners Walküren

[164] **Walküren** sind in der nordischen Mythologie junge weibliche Geisteswesen aus dem Gefolge des Windgottes. Sie stellen höhere Schicksalswesen dar und werden oft auch als junge Kriegerinnen oder „Schild-Jungfrauen" dargestellt. Sie geleiten auf ihren fliegenden Rössern die in der Schlacht (auf der Walstatt) gefallenen Helden nach Wallhall, in der germanischen Mythologie Aufenthaltsort der gefallenen Krieger. Ihr Erscheinen gilt als Tod kündend und ihre Gestalt wandelbar. So erscheinen sie als Kriegerinnen auf Rössern, als Schwäne oder manchmal auch als Krähen. Im 19. Jahrhundert verarbeitete der deutsche Komponist Richard Wagner (*1813 – †1883) diesen Sagenstoff zu der Oper die „Walküre" in seinem Opernzyklus „Der Ring des Nibelungen" (Uraufführung 1876 in Bayreuth). Hier spielt Brunhilde eine Rolle, die auch im Nibelungenlied aus dem 13. Jahrhundert eine Schlüsselfigur ist. Brünhilde, bzw. nordisch Brynhild, Brynhild genannt, ist abgeleitet vom althochdeutschen Wort „brunna", was „Brustharnisch" oder „Panzer" bedeutete, sowie vom althochdeutschen Begriff „hild", bzw „hiltja", das für „Kampf" steht.

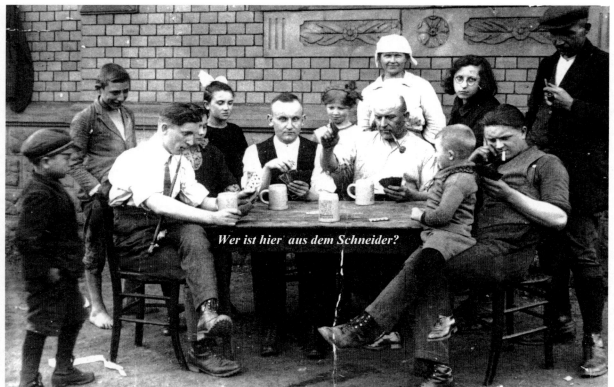

Wer ist hier' aus dem Schneider?

[165] „*Aus dem Schneider (heraus) sein*" ist eine umgangssprachliche Wendung, die besagt, dass man glücklicherweise eine schlimme Zeit oder widrigste Umstände überstanden hat.

"Aus dem Schneider (heraus) sein" bedeutete früher aber auch über dreißig Jahre alt zu sein, sozusagen „Dreimal genullt haben", was man insbesondere „alten Jungfern" nachsagte.
Der Ausdruck hat seinen Ursprung im Kartenspiel. In diesem Zusammenhang war der Ausdruck geläufig, dass man *„Schneider wird"*, wenn man weniger als dreißig Augen bekam, d.h. mehr als die Hälfte der unbedingt zum Gewinn nötigen. Auch in dem alten studentischen Bierspiel „Lustig, meine Sieben" spielte die Wendung eine ähnliche Rolle: Wer unter dreißig blieb, musste das doppelte Quantum trinken, und auf seinem Platz wurde unter lautem Gesang eine Schere gemalt.
Der Sinn dieser Wendung liegt heute darin, dass man aus den schlimmsten Geldverlegenheiten und Schulden heraus ist. Ganz allgemein kann er auch bedeuten, dass man eine unangenehme oder prekäre Situation gemeistert hat.

[166] *„Auf den Hund kommen"* ist eine im Mittelalter entstandene Wendung. Damals bewahrten die Menschen ihre Habseligkeiten noch in Truhen auf, weil diese im Falle von Plünderungen oder Bränden leichter wegzuschaffen waren. Auf den Böden der Truhen waren oft Schutzsymbole eingraviert, die meistens Hunde als Symbole des Hausfriedens darstellten. Wenn jemand alles verloren hatte was normalerweise in der Truhe liegen sollte, so war er sprichwörtlich *„auf den Hund gekommen"*.

[167] Eine *Fata Morgana* ist ein durch Ablenkung des Lichtes an unterschiedlich warmen Luftschichten verursachter optischer Effekt. Im Gegensatz zu einer optischen Täuschung basiert die Fata Morgana auf physikalisch nachvollziehbaren Vorgängen der äußeren Natur. Die optischen Erscheinungen der Fata Morgana beruhen zumeist auf Spiegelungen. Liegt eine kalte Luftschicht auf einer warmen, so wird das Objekt, das in der kalten Luftschicht zu sehen ist, an der Grenzfläche der Luftschichten nach unten gespiegelt. Dies kann vor allem in der Wüste der Fall sein, wenn der Himmel gespiegelt wird und als Wasseroberfläche erscheint. Das Objekt, das in der oberen Luftschicht aufrecht dargestellt wird, muss sich nicht unbedingt in gerader Linie in und hinter dieser Luftschicht befinden. Durch die Spiegelung in der unteren Luftschicht können auch Teile des Originals verdeckt werden. In klimatisch kalten Regionen kann auch der gegenteilige Effekt beobachtet werden: Wenn sich warme Luftschichten über kalten befinden, wird das Abbild in der kalten Schicht nach oben gespiegelt. So werden z.B. Berge „auf den Kopf" gestellt. Auch Vergrößerungen, Mehrfachspiegelungen und Verzerrungen sind möglich.
Diese Luftspiegelungen wurden 1798 durch den französischen Mathematiker Gaspard Monge (*1746 - †1818 in Niederägypten untersucht und erstmals wissenschaftlich gedeutet.
Der Name *Fata Morgana* stammt aus Italien, da ein derartiges Phänomen zunächst über der Meerenge zwischen Italien und Sizilien beobachtet wurde. Der Volksmund nannte es „Fata Morgana", eine Anspielung auf die „Fee Morgana". Diese war eine Figur in der Artussage, die in der „Historia Britonum" von Nennius um 800 n. Chr. geschildert wurde. Morgana war die Halbschwester des mythischen König Artus, bewohnte das Schattenreich und beherbergte dort den König. Die ältere, von den Kelten stammende Artussage, das „Mabinogion", gelangte während der Kreuzzüge mit den Bretonen (aus Nordfrankreich) nach Süditalien.
Die bretonischen Kreuzfahrer verbreiteten die Sage später im Mittelmeerraum.

[168] *„Jemanden ins Gebet nehmen"* ist ein umgangssprachlicher Ausdruck für strenges Maßregeln. Früher wurde angenommen, dass dieser Ausdruck auf die Beichte der katholischen Kirche zurückzuführen ist, jedoch beruht er auf einem sprachlichen Missverständnis. „Gebet" ist in diesem Falle abgeleitet von „Gebett", das mittelhoch-

deutsche Wort für Gebiss. Wer wie ein Pferd ins Gebiss genommen wird, kann nicht mehr ausbrechen. Eine entsprechende Wendung ist auch „Jemanden an die Kandare nehmen". Der Begriff „Kandare" gelange über das Ungarische „kantàr" ins Deutsche. Es bedeutet „Zaum". Die „Kandare" ist eine einteilige Gebissstange am Zaumzeug des Reitpferdes, die früher üblich war und ein besonders scharfes Zügeln ermöglichte. Sie wurde von der heute üblicherweise benutzten „Trense" verdrängt.

[169] Wenn jemand „Dreck am Stecken" hat, dann unterstellt man herkömmlicherweise, dass derjenige, der so bezeichnet ist, kein reines Gewissen hat, beziehungsweise ein Heuchler o. ä. ist. Der Ausdruck hat sich aus dem Mittelalter erhalten, als man sich auch über längere Strecken grundsätzlich zu Fuß fortbewegen musste. Wer dann als Fremder am Ziel angelangt noch „Dreck am Stecken" an seinem Stiefelabsatz hatte (z.B. nach einem Marsch durch den Schmutz), mag zwar seine Schuhe gereinigt und sich als Vertrauter ausgegeben haben, trug aber noch immer noch den verräterischen Dreck mit sich herum.

[170] Die *treulose Tomate* als abwertendes Symbol für einen unzuverlässigen Zeitgenossen, ist als Floskel aller Wahrscheinlichkeit nach während des Ersten Weltkriegs zwischen 1915 und 1918 entstanden.
Es war zunächst ein Schimpfwort der Deutschen und Österreicher für das als unzuverlässig und treuebrüchig geltende Italien, das den 1886 geschlossenen Dreibund zwischen Deutschland, Österreich/Ungarn und Italien 1915 ignorierte und sich der „Entente", dem Bündnis zwischen England und Frankreich anschloss, um Grenzgebiete von Österreich-Ungarn in Alpennähe zu gewinnen. Da in Italien große Mengen Tomaten angebaut und verzehrt wurden, wurde schnell ein sprachlicher Bezug zu diesem Gemüse hergestellt.

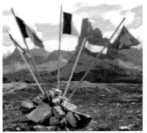

[170] Neben den Herrschaftsinsignien von Zepter, Geißel und Krummstab kam im alten Ägypten der *Pharaonenkrone* besondere Kultbedeutung zu. Kronen stellten göttliche Symbole dar, die zusammen mit der Uräus-Schlange, mit dem sie geschmückt waren, den Pharao schützen sollten. Dieser trug zu verschiedenen Anlässen unterschiedliche Kronen:
Die Herrschaft über Unterägypten wurde durch die *Deschret-Krone* repräsentiert. Diese bestand aus einem roten Deckel, der hinten mit einem hoch aufragenden Fortsatz versehen war. Bei der *Hedjet-Krone* handelte es sich um eine große lang gestreckte weiße Haube, welche die Herrschaft über Oberägypten symbolisierte.
Die *Sechemty-Krone* (griech. „pschent"), die aus einer Verschmelzung der Deschret und Hejet-Krone hervorging, war das Zeichen der Herrschaft über Ober- und Unterägypten und eine Kobination aus Deschret- und Hedjet-Krone, welche wie diese im Stirnbereich mit der Uräusschlange geschmückt war.

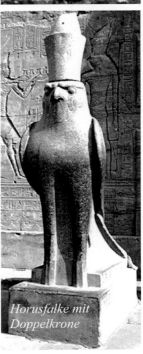
Horusfalke mit Doppelkrone

In Kriegssituationen trug der Pharao nicht selten die *Cherepesch-Krone* („Blaue Krone"). Es handelte sich dabei um einen blauen mit blitzenden Ringen versehenen Lederhelm.
Eine weitere Krone mit Bezug zum Kriegswesen war die *Hemhemet-Krone,* die wie das Wort in der Übersetzung lautet, eine Personifizierung von „Kriegsgeschrei" sein sollte. Sie bestand aus drei Papyrus-Bündeln, an deren Basis und Ende jeweils eine Sonnenscheibe hing.

Die Bündel waren an jeder Seite von einer Uräusschlange flankiert und auf einem Widdergehörn aufgesetzt. Aus vielen hochragenden Uräusschlangen bestand die seltenere Uräuskrone. Die Uräusschlange (auch goldene Stirnschlage genannt), die als Kobra ihrerseits die Landgottheit Uadjet von Unterägypten darstellte, sollte den Pharao vor und nach dem Tod gegen Feinde schützen und war ein göttliches Symbol uneingeschränkter Macht. Sie wurde anfangs als Kopfschmuck getragen und wurde ab der Zeit des Mittleren Reich (ab der 11. Dynastie, ca. 2200 v. Chr.) als Schmuckelement der Krone verwandt (siehe auch Endnote 39).

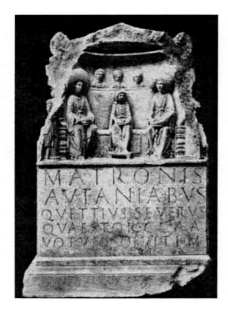

[172] Das Wort *Matrone* ist zwar heute noch in der deutschen Sprache bekannt, verschwindet aber immer mehr aus unserem Wortschatz. Die Bezeichnung „Matrona" stand im Lateinischen für eine ältere, ehrwürdige Frau. Im Laufe der Zeit hat sich eher eine Assoziation mit einer schwerfälligen, herrschsüchtigen alten Frau durchgesetzt.

Verschwunden aus unserem Sprachgebrauch ist die Bezeichnung Matrone als religiös-kultisches Bild einer göttlichen Beschützerin.

In vorchristlicher Zeit wurden durch einen Matronenkult segenspendende weibliche Gottheiten verehrt, dessen Weisheit und Energien auf die Naturreligionen zurückgingen. Im keltischen-germanischen Kulturbereich wurden diese Gottheiten bildlich als sitzende Gruppe von drei Frauengestallten dargestellt, die oftmals einen Halsschmuck mit dekorativen Mondverzierungen trugen.

[173] Die Redewendung *„Jemanden in die Wüste schicken"* hat ihren Ursprung in der Bibel, dem dritten Buch Mose (Kapitel 16, Vers 1 bis 22). Der mit allen Sünden der Israeliten beladene Ziegenbock (Sündenbock) wurde von Aaron am „jom kippur" (hebräisch „Versöhnungstag) die Wüste getrieben. Vorher hatte der Hohepriester des Volkes Israel vor Gott die Sünden des Volkes bekannt und diese Sünden unter Handauflegung auf den Bock übertragen. Es heißt in Vers 22: *„...dass also der Bock alle ihre Missetat auf sich nehme und in die Wildnis trage; und man lasse ihn in der Wüste."*
In der Folge verallgemeinerte sich der Sinngehalt dieser Redensart. Sie drückt heute aus, dass man jemanden seiner Verantwortung enthebt, entlässt oder gar vertreibt.

[174] *„Sauer wie eine Zitrone"* ist ein etwas veralterter Ausdruck für große Wut. Mit dem Begriff „sauer" werden noch andere Zusammenhänge mit negativer Tendenz verbunden. Wenn jemand beispielsweise etwas schnell erledigen soll, sagt man zuweilen, „lass es nicht sauer werden!" Gibt man jemandem „Saures" so wird man handgreiflich. Manchmal muss man auch „in den sauren Apfel beißen", mithin eine unangenehme Situation überstehen.

[175] Die *Kaiserkrone* (lat. „Fritilaira Imperialis") gilt als Prachtstück einer Gattung von etwa 85 Spezies. Sie entfaltet sich aus etwa faustgroßen, festen, gelblichen Zwiebeln. Diese treiben zunächst einen Schopf Blätter, aus dem bald ein Schaft herauswächst, der in seinem unteren Teil ebenfalls Blätter trägt. Am oberen Ende sitzen ein Kranz großer Blüten und darüber ein Büschel schmaler Blätter. Die Blütezeit ist von April bis Mai. Die Kaiserkrone gelangte im 16. Jahrhundert von Konstantinopel nach Österreich. Dort erregte die „Corona

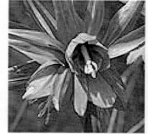

imperialis" im Jahr 1576 großes Aufsehen in den kaiserlichen Gärten Wiens, wohin sie der Leibarzt Kaiser Maximilians (habsburgischer Kaiser des heiligen Römischen Reiches deutscher Nation von 1508 bis 1519) gebracht hatte. Ihre Heimat ist das südwestliche Asien.
Die bei uns im Handel befindlichen Sorten verlangen einen tiefgründigen, nahrhaften, etwas frischen und kühlen Boden an einem sonnigen Standort. Die Kaiserkrone verträgt auch leichte Beschattung, wenn genügend Sonnenschein gewährt ist.

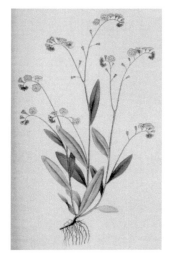

[176] Das *Vergissmeinnicht* (lat. „Myosotis") ist eine Gattung aus der Familie der Raublattgewächse. Die über 100 Arten sind in Eurasien, Afrika und Australien verbreitet. Sie sind in Gärten sehr beliebt. Die Aussaat erfolgt im Herbst, wobei sich die Pflanzen relativ schnell ausbreiten.

Die aus dem griechischen stammende botanische Bezeichnung „Myosotis" für diese Gattung bedeutet Mauseohr und bezieht sich auf die zugespitzten Blätter. Der deutsche Name weist darauf hin, dass die Blüten als Symbol der Liebe und Erinnerung gelten. Es gibt verschiedene Legenden über die Entstehung des Namens. Bemerkenswert ist, dass der deutsche Name in viele Sprachen übersetzt wurde. Das Vergissmeinnicht symbolisiert die Sehnsucht nach Treue und Beständigkeit.

[177] *„Das schlägt dem Fass die Krone ins Gesicht"* ist eine Verballhornung, die auf mehreren bildhaften Wortgruppen beruht. Zum einen: *„Das schlägt dem Fass den Boden aus."* Des weiteren: *„Das setzt dem Ganzen die Krone auf."* Und schließlich: *„das ist ein Schlag ins Gesicht."* Gemeint ist einerseits, dass der Böttcher die Fassreifen zu stark aufschlägt und so der Fassboden herausspringt. Andererseits wurden früher Weinverkäufern, die schlechten Wein angeboten hatten, die Böden ihrer Fässer zerschlagen, damit sie ihre Ware wirklich niemandem mehr anbieten konnten. Dieser Bezug mag erklären, dass diese Formulierung heute noch in der Alltagssprache vorkommt, wenn man im nachteiligen Sinne überrascht wurde.

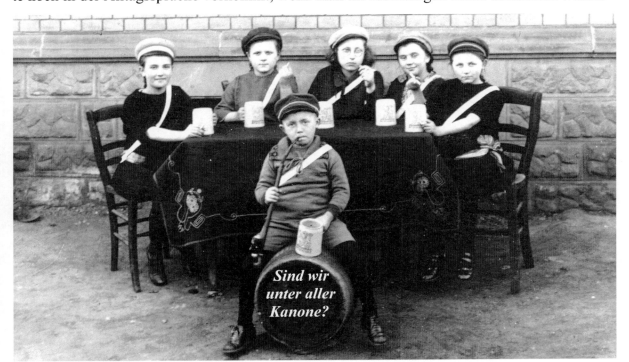

Mens sana in corpore sano! - Beziehungsweise - Ein gesunder Geist in einem gesunden Körper!

[178] Die saloppe Redewendung „unter aller Kanone" drückt aus, dass jemand oder etwas „unter aller Kritik" also „unter jedem Niveau" ist. Sie hat vom Bedeutungsgehalt allerdings nichts mit Kanonen oder Schusswaffen gemein. Es besteht vielmehr ein Bezug zur Geschichte einer deutschen Lateinschule. Ihre Schüler waren dermaßen schlecht, dass die Professoren eine Stufenleiter von fünf Zensuren, einen so genannten „*Canon*" – lateinisch „Regelwerk" – einführten. Offensichtlich fielen jedoch die Zensuren an der Lateinschule weiterhin schlecht aus, d.h. „*unter allem Kanon*", wie es die Professoren mit den Worten „*sub omni canoni*" klargestellt. Die Schüler machten sich ihrem Reim drauf und übersetzten dies mit der scherzhaften Bemerkung „*unter aller Kanone*".

Das Wort „Canon" geht wiederum auf einen hebräischen Ausdruck zurück. Dieser bezeichnete ursprünglich ein Schilfrohr, das als Maßstab, als Messlatte diente. In diesem Sinne kommt das Wort auch in der Bibel vor. So z.B. im Buch Ezechiel, wo es im Kapitel 40, Vers 5, heißt: *„Der Mann hatte die Messrute in der Hand"*.

[179] Der *„Kategorische Imperativ"* ist die ethische Grundnorm in der Philosophie Immanuel Kants (*1724 - †1804). Er besagt, dass der Einzelne so zu handeln hat, dass sein Handeln als Maßstab für das Handeln aller Menschen gelten kann: „Handle so, dass die Maxime deines Willens jederzeit zugleich als Prinzip einer allgemeinen Gesetzgebung gelten könnte." Der Kategorische Imperativ gilt für den Menschen als nach der Vernunft handelndes Wesen.

Der kategorische Imperativ ist keine von Kant aufgestellte Moral, sondern laut seiner Analyse die Funktionsweise jeder praktischen (wertenden) Vernunft. Kant untersucht die praktische Vernunft, insofern sie ein a priori enthält, also ein jeder realer Moral vorhergehendes Grundprinzip, das Moral überhaupt erst möglich macht und das im Menschen selbst natürlicherweise vorhanden ist. Dieses a priori ist der kategorische Imperativ, der auch als „das gute Gewissen" umschrieben wird.

Der kategorische Imperativ ist synthetisch und a priori, das heißt, er gilt absolut und überall. Er gebietet Handlungen zu vollbringen, die nicht als Mittel zu einem Zweck sind, sondern an sich gut sind. Der kategorische Imperativ ist eine notwendige, aber keine hinreichende Grundlage für gutes Handeln. Er bedarf im Zweifelsfall der Ergänzung durch andere ethische Prinzipien.

Der kategorische Imperativ erscheint bei Kant in insgesamt fünf (gleichwertigen) Formulierungen in zwei Werken, der „Grundlegung zur Metaphysik der Sitten" und der „Kritik der praktischen Vernunft". Es heißt dazu in „Aus der Grundlegung zur Metaphysik der Sitten": *„Handle nur nach derjenigen Maxime, durch die du zugleich wollen kannst, dass sie ein allgemeines Gesetz werde."* Und im „Grundgesetz der reinen praktischen Vernunft" sowie in der „Kritik der praktischen Vernunft" formuliert Kant den Kategorischen Imperativ mit den folgenden Worten: *„Handle so, dass die Maxime deines Willens jederzeit zugleich als Prinzip einer allgemeinen Gesetzgebung gelten könne."*

Der Kategorische Imperativ Kants ist somit deontologisch. Es wird eben nicht bewertet, was die Handlung bewirkt, sondern wie die Absicht beschaffen ist. Wenn der Wille gut ist, dann ist auch die Handlung moralisch

Mens sana in corpore sano! - Beziehungsweise - Ein gesunder Geist in einem gesunden Körper!

gerechtfertigt. Der Wille allein ist das, was moralisch gut ist. Wenn das Gewissen gebietet, auf eine bestimmte Weise zu Handeln, besteht die Pflicht, so zu handeln. Kant definiert die Pflicht folgendermaßen: Pflicht ist das Ergebnis, der eigenen Vernunft Folge zu leisten. Pflicht soll das Motiv für das Handeln sein, nicht die Freude oder ähnliches.

Den Kategorischen Imperativ unterscheidet Kant von dem abgeleiteten *Praktischen Imperativ*. Dieser besagt: „Handle so, dass du die Menschheit sowohl in deiner Person, als in der Person eines jeden andern jederzeit zugleich als Zweck, niemals bloß als Mittel brauchest."
Da für Kant nur der gute Wille das einzig Gute ist, können Begabung, Charakter oder günstige Umstände auch zu schlechten Zwecken verwendet werden, aber der gute Wille ist an sich gut und daher das höchste Gut. Kants Ausgangspunkt ist, dass eine Handlung durch praktische Vernunft bedingt ist. Ferner sind die Faktoren, die das Handeln bedingen, keine Naturgesetze, sondern praktische Grundsätze. So zum einen die Maxime (subjektive Grundsätze): Es sind selbst gesetzte Handlungsregeln, die ein Wollen ausdrücken. Zudem die Imperative (objektive Grundsätze): Diese werden durch die praktische Vernunft bestimmt, so etwa Ratschläge oder moralisch relevante Grundsätze.

Kant geht von weiteren Imperativen aus, die aber nicht *kategorisch* sind, die so genannten „hypothetischen" Imperative. Diese funktionieren nach folgendem Prinzip: „Wer den Zweck will, der will auch das zugehörige Mittel, diesen Zweck zu erreichen". Hypothetische Imperative können nicht als Grundlage einer moralischen Handlung dienen.

Während der hypothetische Imperativ einen bestimmten individuellen Zweck verfolgt und eine Mittel-Zweck-Relation herstellt, unterwirft der Kategorische Imperativ das Handeln formal einem allgemeingültigen Gesetz ohne Rücksicht auf einen bestimmten Zweck.

[180] Das etwas altmodisch wirkende Wort *Bösewicht* setzt sich aus den Begriffen „böse" und „Wicht" zusammen. Der „boese wiht" war im Mittelalter ein hinterlistiges und dämonisches Wesen, das man in einem Menschen mit schlechtem Charakter zu erkennen meinte. Jemanden als Bösewicht zu bezeichnen, war damals ein ehrenrühriges Schimpfwort, auch wenn es heute eher belustigend klingt.

[181] Wenn jemandem etwas *„durch Mark und Bein"* geht, dann soll gesagt sein, dass man sich etwas, was wahrgenommen wird, emotional nicht entziehen kann, man dem Phänomen gänzlich ausgeliefert ist. Der erste Gebrauch dieser bildhaften Formulierung ist aus dem Hebräerbrief des Neuen Testaments (Kapitel 4, Vers 12) belegt, wo es hießt: *„Das Wort Gottes ist lebendig und kräftig und schärfer als jedes zweischneidige Schwert, und dringt durch, bis es scheidet Seele und Geist, auch Mark und Bein, und ist ein Richter der Gedanken und Sinne des Herzens."*

Später erlangte der Ausdruck eine allgemeinere Bedeutung, so dass heute generell eine frappierende, packende oder fesselnde Sinneswahrnehmung *„durch Mark und Bein"* gehen kann.

[182] ein so genannter *Kulturbanause* ist gemeinhin nicht nur jemand, der kein Kunstverständnis hat; sondern der sich besonders schlecht und flegelhaft benimmt. Banause ist ursprünglich ein griechisches Wort und bezeichnete einen Handwerker im Altertum, der seine Arbeit ohne den Einsatz von Sklaven bewältigte. In der Konsequenz hatte er deshalb keine Zeit für schöngeistige Dinge wie Philosophie, Kunst etc. und kannte sich folglich damit auch nicht aus.

Moriskentänzer, oder „Boesewith" von Grasser

[183] „(Wie) zu einer Salzsäule erstarren" meint als alltägliche Floskel soviel wie völlig gelähmt oder konsterniert zu sein. Diese Wendung wurde aus der Bibel in die Umgangssprache übernommen. Sie steht im Zusammenhang mit der Vernichtung der lasterhaften Städte Sodom und Gomorra. Als einzig gerechter Mensch sollte Lot – ein Neffe Abrahams – mit seiner Frau von der Strafe Gottes verschont bleiben. Aber die Engel gaben ihm zugleich auf, sich in keinem Fall auf seiner Flucht nach der Stadt umzuschauen (Genesis, Kapitel 19, Vers 17 bis 26). Als der Schwefel- und Ascheregen niederging, gehorchte Lots Frau jedoch nicht dem göttlichen Gebot und drehte sich um, „...sah hinter sich und ward zu einer Salzsäule" (siehe auch Endnote 105).

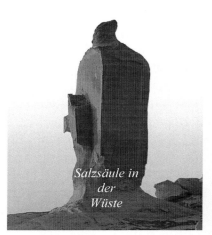
Salzsäule in der Wüste

[184] Das eigentümliche Wendung „Fisimatenten machen" ist eine Verballhornung für Unsinn, Unfug, Ausflüchte oder die Erhebung sinnloser Einwände. Zur Herkunft gibt es unterschiedliche Erklärungen:
Eine Herleitung aus dem 15. Jahrhundert kann aus dem lateinischen Ausdruck „visae patentes literae" folgen – kurz: „visepatentes". Dieses war ein schwer zu erlangendes Patent.
Eine andere Herleitung beruht auf dem mittelhochdeutschen Wort „visamente", das Zierrat oder Ornament bedeutete.
Ferner gibt es auch eine Deutungsmöglichkeit aus der der volkstümlichen französischen Wendung „Visitez ma tente!" – aus dem Französischen übersetzt: „Besuchen Sie mein Zelt!" – eine geläufige Einladung französischer Offiziere an deutsche Mädchen während der napoleonischen Kriege zwischen 1807 und 1812.
Schließlich kann eine Herleitung aus der Formulierung herangezogen werden: „Je viens de visiter ma tante." – aus dem Französischen übersetzt: „Ich habe gerade meine Tante besucht". Das war eine nicht selten vorgebrachte Ausrede verspäteter Passanten gegenüber napoleonischen Straßenkontrollen während der französischen Besetzung Südwestdeutschlands Anfang des 19. Jahrhunderts.

[185] Das Wort *Kinkerlitzchen* hat aus dem Französischen Eingang ins Deutsche gefunden. Übersetzt bedeutet „quincaille" sinngemäß „Kurzwaren". Durch die zusätzliche Verkleinerungssilben „-litz" und „-chen" wird die Sache weiter ins Belanglose verniedlicht. Man kann also unnötige Dinge, beziehungsweise Kleinkram mit *Kinkerlitzchen* gleichsetzen.

[186] Die saloppen Floskeln „Ins Gras beißen" beziehungsweise „Die Radieschen von unten sehen" sind Synonyme für das Ableben. Man nimmt an, dass die Wendung „Ins Gras beißen" bereits in der Antike vom griechischen Poeten Homer gebraucht worden ist und im Laufe der Zeit den Sinn des Sterbens angenommen hat. Homer soll schon im 8. Jh. v. Chr. sterbende Krieger beschrieben haben, die ins Gras bissen, um Schmerzensschreie zu unterdrücken. Im englischen entstand später auch der Ausdruck „to bite the dust".
Der Brauch, bei an Schwindsucht gestorbenen die eingefallenen Wangen mit Gras „aufzupolstern", um sie zur Beerdigung optisch etwas zu verschönern, steht damit allerdings wohl nicht in Zusammenhang.

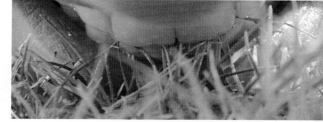

[187] Das berlinerische Wort *Zimtzicke* setzt sich aus den Wortteilen *zicken* und *Zimt* zusammen und hat sich im Laufe des 19. Jahrhunderts in Berlin entwickelt. Nach der Berliner Mundart kann *Zimt* Unsinn oder ungereimtes Zeug bedeuten, wie es z.B. in durch die Aufforderung „*red doch keen'n Zimt!*" in der Alltagssprache vorkommt.

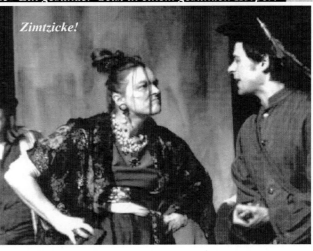

Zimtzicke!

Zum anderen konnte *Zimt* auch Geld bedeuten, da Zimt früher besonders teuer war. Im Laufe der Zeit hat es einen negativen Sinneseinschlag bekommen. Dies kommt vor allem durch die typischen Berliner Ausdrücke: „*Was kostet der ganze Zimt hier?*", „*Mach keinen Zimt!*" oder „*Fauler Zimt*" zum Ausdruck.

Beide Wortbedeutungen kommen vermutlich aus dem Jiddischen, das in Osteuropa im 18. und 19. Jahrhundert stark verbreitet war.

Zicken ist eine Verballhornung für Dummheiten oder Streiche, das heute oft in der Verbindung mit „*Zicken machen*" vorkommt. Dann meint man soviel wie sich störrisch anstellen, aus Nichtigkeiten Probleme machen, was nicht selten auf das Verhalten von Frauen gemünzt wird, die auch *Zicken* sein können, wenn man es als Schimpfwort verwendet. In diesem Falle ist das Substantiv direkt hergeleitet aus der Tierbezeichnung Ziege. Verbal hat sich daraus die Wendung „*ne Zicke machen*" also „*eine Ziege machen*" bzw. sich wie eine Ziege benehmen entwickelt.

Das Wort *Zimtzicke* wäre als die Verbindung der Worte *Zimt* und *Zicke* folglich eine doppelte Steigerung des abwertenden Sinngehaltes für eine problematische oder komplizierte Frau.

[188] Das verbreitete Wort *Firlefanz* hat sich im südwestdeutschen Raum aus der Verbindung deutsch-französischer Wortteile entwickelt. Das französische Wort „virelai" – übersetzt „Ringellied" – und das deutsche Wort „tanz" verschmolz zu „virlefanz". Die heutige Bedeutung des neuen Wortes hat sich seit dem 16. Jahrhundert nicht verändert. Schon damals meinte man mit „firlefanzen" soviel wie „närrisch sein".

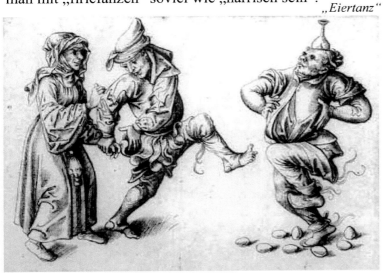

„*Eiertanz*"

[189] Wenn „*mit (jemandem) nicht gut Kirschen essen ist*", dann ist mit der betreffenden Person nicht zu spaßen. Hierbei handelt es sich um eine sehr alte Redewendung, die schon der Berner Fabeldichter und Dominikanermönch Ulrich Boner um 1350 erwähnte. Sie rührt daher, dass jemand, der die Unverfrorenheit besaß, sich trotz niederen Standes mit den hohen Herren an einen Tisch zu setzen, damit rechnen musste, bespuckt zu werden, mit Kirschkernen zum Beispiel.

¹⁹⁰ Die Redensart „einen Eiertanz aufführen", die eine Verdeckungs- oder Verheimlichungsabsicht umschreibt, hat ihren Ursprung im Mittelalter. Damals führte man zur Unterhaltung einer Tafelrunde gerne Eiertänze auf. Auf den Boden wurden rohe Eier gelegt. Sodann mussten die Tänzer mit verbundenen Augen zwischen ihnen umher tanzen, ohne diese zu zerbrechen. Dabei kam es zu natürlich zu Verrenkungen und gekünstelten Schritten, die sich im übertragenen Sinn durch die Redensart erhalten haben. Sie steht beispielhaft für Tatbestände wie etwa sich winden, sich nicht festlegen, keine eindeutige Aussage treffen oder für ähnliche Verhaltensweisen.

¹⁹¹ Bei einem Schreck, einer unliebsamen Überraschung rutscht einem schon mal ein „Ojemine!" raus. Viele solcher Ausrufe haben oft eine lange Geschichte und sind christlichen Ursprungs. Einst wurde „O Jesu Domine", also „Herr Jesus" auf lateinisch, um Hilfe gerufen, was den Geistlichen ein Dorn im Auge war. Schließlich sollte sein Name nicht vergeblich gerufen werden. Das Volk war erfinderisch und schliff den Ausspruch zu „Oh Jemine" ab. Auch „Oje" kommt von „Oh Jesus", im letzten Augenblick verschluckt, sozusagen.

¹⁹² Die Begriffe *Himmelreich* (Reich der Himmel) und *Reich Gottes* kommen hauptsächlich in den Evangelien vor. Eine Besonderheit ist, dass im Matthäus-Evangelium meist der Begriff „Reich der Himmel" vorkommt, während im Markus- und Lukas-Evangelium überall, insbesondere auch in den Parallelstellen zu Matthäus der Begriff „Reich Gottes" verwendet wird. Die Begriffe „Reich Gottes" und „Reich der Himmel", bzw. *Himmelreich* sind folglich identisch. Im Matthäus-Evangelium (Kaptitel 16, Vers 18) offenbart Jesus seinem Apostel Simon Petrus: *„Du bist Petrus, und auf diesen Felsen will ich bauen meine Kirche und ich werde dir geben die Schlüssel zum Himmelreich."* In der Bibel findet sich allerdings eine revidierte Fassung: *„Du bist Petrus, und auf diesen Felsen will ich bauen meine Gemeinde, und die Pforten der Hölle sollen sie nicht überwältigen. Ich will dir des Himmelreichs Schlüssel geben."*

„Gott Vater", von Michelangelo

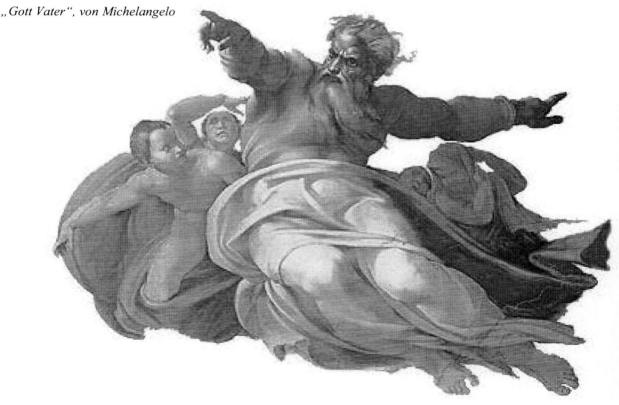

Mens sana in corpore sano! - Beziehungsweise - Ein gesunder Geist in einem gesunden Körper!

Im Judentum ist das „Reich Gottes" oder die „Königsherrschaft Gottes" (griech. „basileia tou theou") die sichtbare Herrschaftsaufrichtung Jahves (eine Form des Eigennamens Gottes aus dem Judentum) in Israel mit dem Ende von Exil und Fremdherrschaft und im Christentum der Zustand der endgültigen Erlösung der Menschheit. Oft ist auch vom *Himmelreich* (griech. „basileia tôn ouranôn") die Rede, was „Herrschaft des Himmels" bedeutet.

Auch Jesus sprach in diesem Sinn vom kommenden Gottes- oder Himmelreich. Charakteristisch für ihn war jedoch, dass die Perspektive sich umkehrte. *„Der göttliche Zorn tritt zurück hinter einer göttlichen Liebeszuwendung zu den Armen, Machtlosen, Ausgeschlossenen, Kranken, Sündern, Kindern und sogar Heiden"* (vgl. Matthäus Evangelium Kapitel 15, Vers 21-28). Diejenigen, die nach allgemeinem Maßstab und eigener Einschätzung als wertlos und verworfen galten, sind bei ihm die, die zuerst zum Gottesreich eingeladen sind. So heißt es in Kapitel 20, Vers 16 des Matthäus Evangeliums: *„Die Ersten werden die Letzten sein und die Letzten die Ersten."*

Außerdem erklärte Jesus, dass die Gottesherrschaft in seinem Wirken bereits anfängt (vgl. Lukas-Evangelium Kapitel 11, Vers 20), und verschob den Akzent von der Zukunft auf die Gegenwart: *„Als Jesus von den Pharisäern gefragt wurde, wann das Reich Gottes komme, antwortete er: Das Reich Gottes kommt nicht so, dass man es an äußeren Zeichen erkennen könnte. Man kann auch nicht sagen: Seht, hier ist es! oder: Dort ist es! Denn: Das Reich Gottes ist (schon) mitten unter euch"* (Lukas-Evangelium Kapitel 17, Vers 20-21).

Die nachösterliche christliche Verkündigung knüpfte hier an. Durch Tod und Auferstehung Christi ist der glaubende Mensch bereits erlöst und befindet sich im Zustand der Naherwartung des Reiches Gottes, in der „Parusie" – im Griechischen gleichbedeutend mit „Ankunft". Der gekreuzigte und auferstandene Herr ist die „Gottesherrschaft in Person".

[193] Die Redensart *„jemanden den Löffel reichen"*, beziehungsweise *„den Löffel abgeben"* drückt im ersten Fall das Ableben eines Menschen vor einem anderen aus. Im zweiten Fall ist wird es generell für den Tod eines Menschen gebraucht. Der Ausdruck ist im Mittelalter entstanden als nichts im Überfluss vorhanden war und daher – wenn der Älteste starb – der Jüngste seinen Löffel bekam. Der Älteste hatte also mit seinem Tod *„den Löffel gereicht"*.

[194] Die *Sesterze* (lat. der „Sestertius") – war die wohl bekannteste römische Münze. Der Name „Sestertius" ist abgeleitet aus dem lateinischen Begriff „semis-tertius" was übersetzt dritthalb also in Bruch gleich 2 ½ war. Die Bezeichnung konnte mit „nummus" (lat. Münze) stehen und galt damit 2 ½ Asse, was einem Viertel des 211 v. Chr. eingeführten Denarius entsprach. Sesterzen wurden in der Republik zunächst nur selten, später jedoch in der Regel in Silber geprägt. Die ältesten Serien, die um 200 v. Chr. endeten glichen dem Denarius. Sie wurden mit dem Romakopf (Allegorie der Stadtgöttheit) auf der Vorderseite und der Wertbezeichnung IIS – was zwei Asse und ein Semis bedeutete – geprägt.

Das Gewicht der ersten Sesterzen betrug 1 „scripulum" (gleich 1/288 eines römischen Pfunds) und entsprach 1,137 Gramm des üblichen damaligen Edelmetallgewichts. Die Übereinstimmung mit der beliebten Gewichtseinheit des scripulums mag mitursächlich dafür gewesen sein, dass sich die *Sesterze* zum Rechenwert schlechthin entwickelte. Selbst Großbeträge wurden in Sesterzen angegeben. Eine Summe von 1000 Sesterzen bezeichnete man als „sestertium". Neben der Münzbezeichnung gab es angeblich schon seit der Zeit der Zwölftafelgesetze den „sestertius" pes (lat. Fuß) als Längenmass von 2 ½ Fuß.

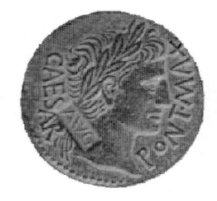

Später ließ Kaiser Augustus den Sesterz als Messingmünze im Gewicht von eine Unze, was 27,3 Gramm entsprach, ausgeben. In den folgenden zwei Jahrhunderten verminderten sich Gewicht und Zinkgehalt stetig, bis die Münze schließlich nur noch aus Kupferbronze bestand. Zuletzt erschien der Sesterz – teilweise auch als Doppelsesterz (Gewicht 34 bis 38 Gramm) – 293 n. Chr. bei der Münzreform von Kaiser Diocletian (Kaiser von 284 bis 305 n. Chr.). Scheinkäufe und ähnliche Geschäfte wurden im Wert eines Sesterz abgerechnet, der damit auch die Funktion der Erinnerungswerte hatte, wie in der modernen Anlagenbuchhaltung.

[195] *„(Da) liegt der Hund begraben"* steht heute für Ursache, Auslöser, oder Sinn – und zumeist im negativen, übelbelastetem Sinne. Entgegen der nahe liegenden Vermutung steht der Ursprung allerdings – aller Wahrscheinlichkeit nach – nicht mit dem Wort Hund – mit der heutigen Bedeutung des Haustieres – in Zusammenhang, sondern mit dem althochdeutschen Wort „hunda", was Beute, Raub bedeutete beziehungsweise mit dem bedeutungsgleichen mittelhochdeutschen Wort „hunde".

[196] *„Jemandem bei der Stange halten"* ist eine Redensart, die aus dem mittelalterlichen Recht entstanden ist. Damals gab es die Sitte, jedem Kämpfer im gerichtlichen Zweikampf einen Sekundanten zur Seite zu stellen, der eingreifen musste, wenn die Regeln es erforderten. Dieser „hielt seinem Mann die Stange", unterstützte ihn also bei seiner Kampfhandlung. Im Landrecht des „Schwabenspiegels" gab es beispielsweise den mittelhochdeutschen Passus:*„Ir ietwederm sol der rihter einen man geben, der ein stange trage, die soll der über den haben, der da gevellet"*. Bei Turnieren gab es den „Grieswart", auch „*Stängler*" genannt. Er hatte die Aufgabe den Kämpfern beizuspringen, die aufgeben wollten. Wer „die Stange begehrte", gab zu verstehen, dass er aufgeben wollte.

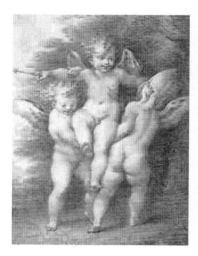

[197] Wenn in besonders harmonischen Momenten menschlicher Beziehungen Formulierungen mit etwa folgendem Wortlaut fallen sollten wie: „*...Schatz, du bist ein Engel!*" Dann ist man ganz unversehens dem biblischen Ursprung der Redewendung *„Jemanden auf Händen tragen"* ganz nahe gekommen. Denn in den Versen 11 und 12 des Psalms 91 stehen die Worte: *„Denn Gott hat seinen Engeln befohlen, dass sie dich behüten auf allen deinen Wegen, dass sie dich auf den Händen tragen und du deinen Fuß nicht an einen Stein stoßest."* Im Laufe der Zeit hat die Wendung „*...auf Händen tragen*" dann den Sinn bekommen, jemanden leidenschaftlich zu lieben oder anzubeten und kann, neben den Engeln, auf Männer oder Frauen gleichermaßen zutreffen.

[198] Wer einen *„Kater"* hat, spürt die Folgen eines starken Rausches. Der *„Kater"* hat seinen Ursprung wohl im Wort „katarrh". Es fand über die Sprache der sächsischen Studenten Eingang in unsere Umgangssprache. Anfangs war es wohl eher ein Begriff für ein allgemeines Unwohlsein, erst später wurde „Kater" für alkoholbedingte Probleme gebräuchlich. Dazu beigetragen haben auch vorhandene Redensarten wie z.B. *„verliebt wie ein Kater"*, woraus dann *„besoffen wie ein Kater"* entstand und der Bezug zum übermäßigen Alkoholkonsum geschaffen war (siehe auch Endnote 71).

[199] *„drei Kreuze machen"* ist vor allem im süddeutschen Raum eine oft gebrauchte Wendung, die sich eindeutig auf das religiöse Brauchtum bezieht. Sie meint, dass man sich mit dem Kreuzzeichen segnet, weil etwas Schlimmes vorübergegangen ist. Bemerkenswerterweise wurde die Dreizahl schon immer eingehalten, wenn es galt, etwas Wichtiges zu verrichten. So wurde Dreimal im Jahr Gericht gehalten, es waren mindestens drei Urteiler nötig etc. Nicht zuletzt: „Aller guten Dinge sind drei." Es ist also ein besonders intensives Segnungsritual für eine sehr entbehrungsreiche und überstandene Situation.

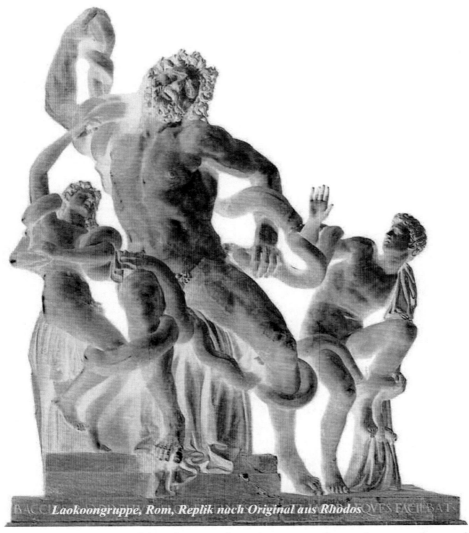

Laokoongruppe, Rom, Replik nach Original aus Rhodos

[200] *„mens sana in corpore sano"* ist ein zumeist missverstandener Ausspruch aus der X. Satire des römischen Poeten Decimus Junius Juvenalis (ca.*60 - †127 n. Chr.). Sinngemäß ergänzt mit den Worten *„Orandum est ut sit ..."* aus dem Lateinischen übersetzt: *„Es wäre zu wünschen, dass in einem gesunden Körper auch ein gesunder Geist stecken möge!"*
In seiner 10. Satire (Satura X) kritisiert er, dass der Mensch das Richtige oft nicht vom Falschen unterscheiden könne und deshalb Wünsche an die Götter äußere, die ihn selbst ins Verderben stürzten, wie z.B. der Wunsch nach Reichtum, politischer Macht, einem langen Leben und Schönheit. Er forderte stattdessen, dass die Menschen das Beten an die Götter unterließen, da die Götter in ihrer Allwissenheit den Menschen immer das zukommen lassen würden, was sie zu ihrer Entwicklung bräuchten. Wer dennoch um etwas bitten wolle, der solle nur um geistige und körperliche Gesundheit und moralische Güter beten (siehe auch Endnote 1).

108
Mens sana in corpore sano! - Beziehungsweise - Ein gesunder Geist in einem gesunden Körper!

Apollo und Daphne ??

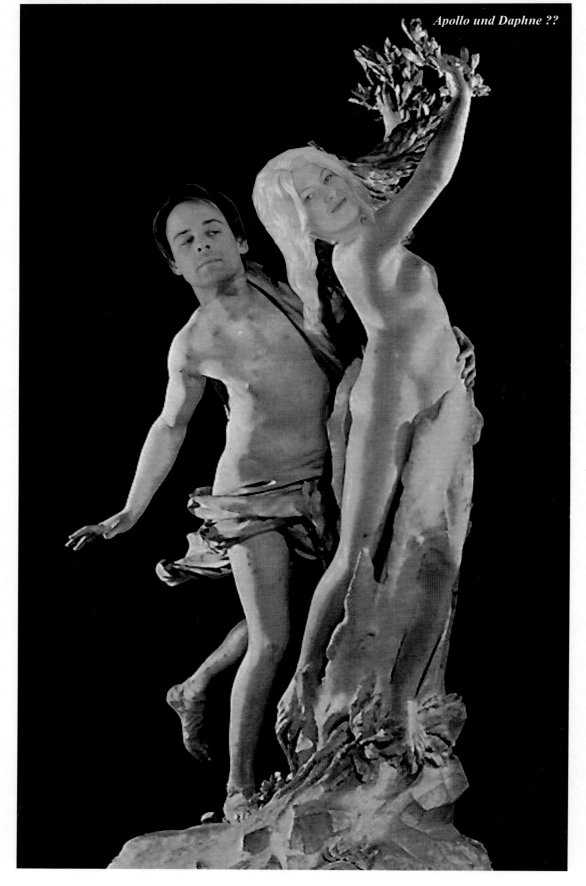